中医药临床循证丛书（第一辑）

变应性鼻炎

主编

李云英（广东省中医院）

薛长利（Charlie Changli Xue，澳大利亚皇家墨尔本理工大学）

副主编

罗秋兰（广东省中医院）

张水清（Claire Shuiqing Zhang，澳大利亚皇家墨尔本理工大学）

编委

广东省中医院（按姓氏笔画排序）

杨丽虹

夏纪严

郭新峰

澳大利亚皇家墨尔本理工大学

Meaghan Coyle

张林（Anthony Lin Zhang）

薛长利（Charlie Changli Xue）

临床专家指导小组

刘大新（北京中医药大学东方医院）

王士贞（广州中医药大学第一附属医院）

Benno Brinkhaus（Charité University Medical Center and German Red Cross Hospital Westend，Berlin，Germany）

Xiumin Li（Mount Sinai School of Medicine，New York，USA）

人民卫生出版社

图书在版编目(CIP)数据

变应性鼻炎/李云英，薛长利主编．—北京：人民卫生出版社，2019

（中医药临床循证丛书）

ISBN 978-7-117-28199-7

Ⅰ．①变…　Ⅱ．①李…　②薛…　Ⅲ．①过敏性鼻炎－中医治疗法　Ⅳ．①R276.152.1

中国版本图书馆CIP数据核字(2019)第036367号

中医药临床循证丛书——变应性鼻炎

主　　编：李云英　薛长利
出版发行：人民卫生出版社（中继线 010-59780011）
地　　址：北京市朝阳区潘家园南里19号
邮　　编：100021
E - mail：pmph @ pmph.com
购书热线：010-59787592　010-59787584　010-65264830
印　　刷：河北新华第一印刷有限责任公司
经　　销：新华书店
开　　本：710×1000　1/16　　**印张**：13
字　　数：199千字
版　　次：2019年5月第1版　2019年5月第1版第1次印刷
标准书号：ISBN 978-7-117-28199-7
定　　价：42.00元

打击盗版举报电话：010-59787491　E-mail：WQ @ pmph.com
（凡属印装质量问题请与本社市场营销中心联系退换）

中医药临床循证丛书编委会

方法学专家组

卞兆祥（香港浸会大学）

George Lewith（英国南安普顿大学）

刘建平（北京中医药大学）

Frank Thien（澳大利亚莫纳什大学）

王家良（四川大学）

免责声明

本专著致力于对古今最佳中医证据进行系统评价。我们将尽最大努力以确保本书数据的准确性和完整性。该书主要针对临床医生、研究人员和教育工作者。循证医学主要包括现有的最佳证据，医生的临床经验和判断以及病人的愿望这三方面。需要注意的是，本书提及的所有中医疗法并非被所有国家接受。同时，本书出现的一些中药可能因为其存在毒性，或是濒危野生动植物种国际贸易公约严禁捕猎和采摘的动植物，现已不再使用。临床医生、研究者和教育工作者应遵循相关规定。患者参考本专著可向已获得中医执业资格证书的医生寻求更专业的意见和建议。

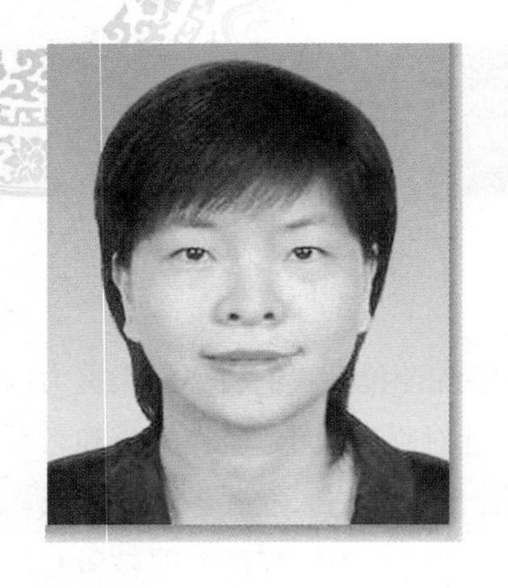

总主编简介

卢传坚教授,博士

卢传坚,女,广东省潮州市人,医学博士,广州中医药大学教授、博士生导师,澳大利亚墨尔本皇家理工大学荣誉教授和博士生导师。首批全国名老中医药专家学术经验继承人,广东省"千百十"工程国家级人才培养对象。现任广东省中医院、广东省中医药科学院、广州中医药大学第二临床医学院副院长。兼任中华中医药学会免疫学分会主任委员,世界中医药学会联合会免疫学分会副会长,中国生物技术学会生物样本库分会中医药学组组长,广东省中医标准化技术委员会、广东省中医药学会中医药标准化专业委员会、广东省中西医结合学会标准化专业委员会主任委员等职务。

主持并完成国家中医药行业重大专项、国家"十一五"科技支撑计划等国家和省部级课题近20项。目前主持国家"十二五"科技支撑计划、国家自然科学基金、广东省自然科学基金团队项目等项目;主编出版《常见皮肤病性病现代治疗学》《皮肤病治疗调养全书》《中西医结合老年皮肤病学》、*The Clinical Practice of Chinese Medicine*:*Urticaria*、*The Clinical Practice of Chinese Medicine*:*Eczema & Atopic*、*The Clinical Practice of Chinese Medicine*:*Psoriasis & Cutaneous Pruritus*、*Evidence-based Clinical Chinese Medicine*:*Psoriasis vulgaris*、《当代名老中医养生宝鉴》《慢性病养生指导》《中医药标准化概论》等专著16部;以第一作者及通讯作者发表相关学术论文120余篇,其中SCI收录40多篇;获得国家发明专利授权和软件著作权共4项,获省部级教学、科研成果奖共11项;曾荣获"全国优秀科技工作者""全国首届杰出女中医师""第二届全国百名杰出青年中医""中国女医师协会五洲女子科技奖临床医学创新奖""南粤巾帼创新十杰""广东省'三八'红旗手标兵"等称号。

总主编简介

薛长利教授，博士

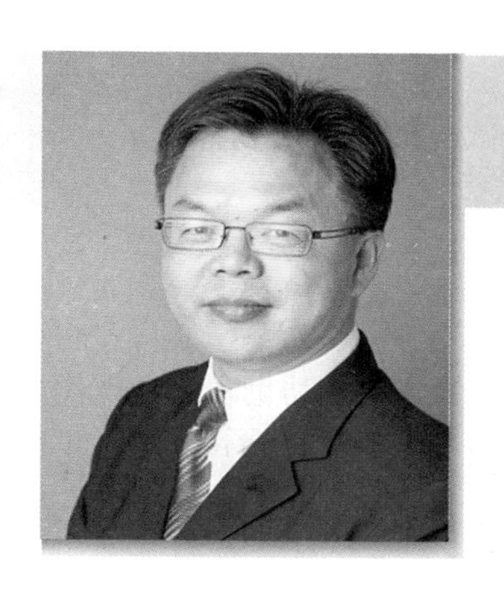

薛长利，澳大利亚籍华人，1987年毕业于广州中医药大学。2000年于澳大利亚皇家墨尔本理工大学（RMIT）获得博士学位。作为学者、研究员、政策管理者及执业中医师，薛教授有将近30年的工作经验。薛教授对中医药循证医学教育、中医药发展、临床研究、管理体系、政策制定及为社区提供高质量的临床服务，起到了十分重要的作用。薛教授是国际公认的中医药循证医学和中西医结合医学的专家。

2011年，薛教授被澳大利亚卫生部长委员会任命为澳大利亚中医管理局首任局长（2014年连任）。2007年，薛教授开始担任位于日内瓦的世界卫生组织总部传统医学顾问委员会委员。此外，2010年8月至今薛教授还被聘为广东省中医药科学院（广东省中医院）的名誉高级首席研究员。

薛教授现任澳大利亚皇家墨尔本理工大学教授，健康及生物医学院执行院长。他同时也是中澳国际中医药研究中心联合主任及世界卫生组织传统医学合作中心主任。1995年至2010年，薛长利担任皇家墨尔本理工大学中医系系主任，开设了5年制中医和健康科学双本科和3年制硕士学位课程。现在该中医系的中医教学及科研发展已经处于全球领先地位。

薛教授的科研经费已超过2300万澳大利亚元。这包括6项澳大利亚国家健康与医学研究委员会项目（NHMRC）和2项澳大利亚研究理事会项目（ARC）。薛教授发表高质量的科研文章200多篇，并经常应邀到众多国内外会议做主题演讲。薛教授在辅助医学的教育、科研、管理和实践方面已接受超过300家媒体的采访。

致　谢

非常感谢协助古籍和现代文献数据库检索、筛选和数据录入、翻译的毛仁君、游子墨、李甜甜等同学及全体工作人员！

中医药临床循证丛书
总　序

中医药学是个伟大的宝库，也是打开中华文明宝库的钥匙。在现代医学日新月异发展的进程中，中医药学仍然充满活力，造福人类健康。根源于朴素唯物辩证论等中国古代哲学思想形成的中医药理论体系，本着“有诸内者，必形诸外”的原则，历经几千年诊疗实践的积累和总结，中医药学理论日臻完善，为中华民族几千年的繁衍生息做出了卓越贡献。在科学技术发展日新月异的当今，中医药国际化热潮方兴未艾，其疗效和价值正为世界越来越多的人所认识，中医药的国际化、现代化面临前所未有的机遇和挑战。

循证医学植根于现代临床流行病学，并借助近代信息科学的春风“一夜绿江南”。循证医学理念的提出已经在欧美等发达国家引起医学实践模式及观念的巨大变革：它使人们认识到，一些理论上应当有效，但实际上无效或弊大于利的治疗措施可能被长期、广泛地应用于临床，而一些似乎无效的治疗方法经大样本多中心随机对照试验（RCT）或 RCT 的系统评价后被证实为真正有效或利大于弊；这对医疗实践、卫生政策、健康普及宣教以及医学科研教育等方面产生了越来越大的影响。中医药理论体系的确立是立足于临床实践经验积累的基础上，中医药的临床与基础研究是基于临床疗效的基础上，这与当今循证医学理念有异曲同工之妙。循证医学强调基于最严谨的科学证据，将个人临床经验与客观研究结论相结合，指导医疗决策，开展临证实践，其理念的引入，是中医药学发展的新契机！我们相信，循证医学广泛应用于中医药临床实践与科学研究，会大力推动中医药走向世界。

循证医学核心的“三驾马车”还包括临床医生经验和技能，以及对患者价值观和意愿的尊重；同时其证据系统不仅重视双盲 RCT，还包括观察性研究以及专家经验等多种类型的证据。临床医生进行循证诊疗时需要根据其可获

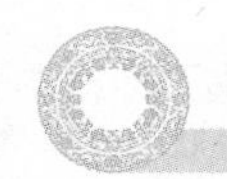

得的"当前、最佳"证据进行整体把握，这对中医药学开展的现代临床研究尤其显得珍贵。中医药界对中医是否需要、如何进行循证医学研究有过激烈的争论。我们以为：循证医学对中医药是"危"亦是"机"，是中医药传承与发扬、现代化、国际化的必由之路；因为任何一门学科都需要与时俱进、不断扬弃才能自我更新、不断发展。古老的中医药学需要借助循证医学等现代研究方法学进行提高、助其去粗存精、去伪存真，我们也深信只有经过循证医学的洗礼，她才能获得凤凰涅槃式的重生与发展。

广东省中医院和澳大利亚皇家墨尔本理工大学合作，在中医药循证医学领域甘当排头兵，积极探索中医药整体证据的搜集、提炼、整理、评价方法，选择对人类健康影响重大且中医药治疗特色优势显著的29个疾病病种（首批），经过研究编撰形成中医药临床循证系列丛书，对于推动中医药循证进程将发挥重要作用。

本套丛书有三大特色，一是科学运用了整体证据的方法。中医药因为其自身的特色和发展阶段，现阶段高质量临床试验为数尚少，当前指导中医师实践的大多数信息是由古代名医专著、编撰教科书、撰写学术杂志报告的专家组意见，故此类证据的系统梳理与评价很关键，本书的"整体证据"包括了此类证据，及临床试验和实验研究的证据。这种"整体证据"的方法，综合各种类型和级别的证据，能够综合所有来源的可获得证据，权衡不同疗法的潜在风险与获益，以达到"最佳可获得的证据"，并将其提供给临床医生和医学教学人员，指引他们的诊疗行为，使全球患者获益。

丛书的另一显著特色是系统检索了古籍文献某病种的治疗措施，即古代治疗经验，并与现代的病种概念相印证，评价内容包括其使用历史、普及性及当前临床实践的相关性。这将为主要治疗措施的使用提供全面的文献材料，用于评价某种干预措施可能的长期安全性、治疗获益，并可为临床及实验研究提供方向。

丛书的第三个显著特色是同时提供中英文两种版本，故能使全世界的患者、中医执业者、临床医生、研究者和教学人员获益。

虽然目前中医药高质量的临床研究证据尚为数不多，仅靠阅读、参考本套丛书仍然难以体现循证实践的全部内容，但我们坚信，将所有证据系统总结、

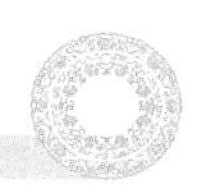

严格评价、定时更新的方法是循证中医药学迈出的坚实步伐。本书的策划者、总主编独具慧眼，希冀能借助循证医学之东风，助推中医药学完成系统整理、分清泌浊、传承更新之壮举。余深以为然，故乐为之序。

中国科学院院士
中国老年学学会名誉会长
中国中西医结合学会名誉会长

2016年6月

前　　言

20 世纪后期，越来越多的国家开始接受和使用中医（包括针灸和中药）。同时，循证医学的发展和传播为中医的发展提供了机遇和挑战。

中医的发展机遇体现在循证医学的三个重要组成部分：现有的最佳证据，医生的临床经验和判断以及病人的愿望。以病人为本的思想反映了古今中医治病救人的本质。然而，中医的发展也存在不少挑战，尽管中医治病已有两千多年的悠久历史，但目前仍缺乏高质量的临床研究证据支持。

为了解决这一问题，我们需要从现有的临床证据中寻找高质量的临床证据，同时有效地利用这些证据评估中医治病的有效性和科学性，从而推动中医循证实践的发展。

随着中医循证实践的发展，我们需要一些专著，它们可以通过现有的最佳证据对中医治疗临床常见病进行系统和多维地评估从而指导临床实践和教学。现代中医立足于古籍和古代名医专著以及国医大师的临床经验，同时在临床和实验研究中不断摸索、开拓与创新，从而验证和完善祖国医学的精粹宝库。

中医治病强调“整体观”，我们通过对这些“整体证据”中的各类型证据进行综合分析和评估，为医生的临床决策提供可靠依据。

本书的“整体证据”包括两个重要组成部分。第一部分是现代教科书和临床指南专家共识制定的疾病诊断、鉴别和治疗意见，从宏观的角度认识和了解该病的现状。第二部分是古代证据的检索、整理、评价和推荐。我们根据该疾病的相关中医病名或症状体征在逾千本中医古籍中进行了检索，检索结果提供了古代该疾病的病因、病机和治疗等信息，并揭示了古代和现代对疾病认识和医疗实践之间的连续性和不连续性，可为未来的研究提供方向和依据。

本书的核心内容是对现代中医临床研究证据质量的评估。我们使用 Cochrane 协作网制定的方法对现有的中医研究进行系统评价，例如对随机对照试验（RCT）的研究结果进行 meta 分析。同时，通过对研究中出现的中药、方剂和针灸穴位及疗法进行统计分析，我们发现了中医疗法与现代临床之间的联系，例如哪些疗法在治疗某类疾病时与单用西药比较疗效较好。除随机对照试验外，我们还对非随机对照试验和无对照研究进行了统计分析，这在一定程度上扩大了中医研究证据集。同时，我们对使用频次最高中药的临床前实验研究进行了文献整理，以探讨其在疾病治疗中的作用机制。

这种"整体证据"的研究方式将古籍、临床研究、实验研究和临床实践巧妙地联系在一起，为读者提供了中药、针灸、太极拳等中医疗法的疗效和安全性证据。

本系列专著计划中英双语发行，这将为全世界的临床医生、研究人员和教育工作者提供现有的最佳证据以指导他们的临床决策。希望专著的出版能为全世界中医循证实践的发展做出自己的贡献。

丛书总主编：卢传坚教授

中国，广东省中医院

薛长利（Charlie Changli Xue）教授

澳大利亚，皇家墨尔本理工大学

2017 年 11 月

如何使用本书

目的

该书主要针对临床医生、研究人员和教育工作者。本书通过系统和多维度的整理、评价现有中医治疗各类常见疾病的最佳证据，以指导高等医学教育和临床实践。

相关概念的“定义”

本书最后呈现的术语表归纳总结了本书中多次出现的术语和概念，如统计检验、方法学、评价工具和干预措施等。例如，中西医结合是指中医与西医联合治疗，而联合疗法是指两种或者两种以上的不同中医疗法（如中药、针灸或其他中医疗法）联合使用。

数据分析和结果的解释

我们使用了大量的统计分析方法合并现有的临床研究证据。在一般情况下，二分类数据的效应量以风险比（RR）和95%置信区间（CI）形式报告；连续型数据则以均数差（MD）和95%CI形式报告。* 表示有统计学意义。读者应该注意到统计学意义与临床意义不能对等。结果的解释应考虑到临床意义、研究质量（高风险、低风险或偏倚风险不明确）和研究的异质性。异质性检验的统计量 I^2 大于50%被认为各研究间存在较大异质性。

证据的使用

本书使用国际认可的证据质量评价与推荐体系 GRADE 来总结使用了合

理对照（安慰剂及指南认可治疗）以及关键和重要结局（根据 GRADE 标准，结局重要性评价在 4 分及以上）的临床研究证据的质量和推荐强度。由于中医临床实践的复杂性及各国家地区卫生法规、中医药接受程度的不同，本书仅给出了证据质量评价的汇总表，未包含推荐意见。请读者参照当地医疗环境合理解读和使用证据。

局限性

读者应该注意一些关于古代文献和临床证据的方法学局限性。

- 用于检索中华医典数据库的检索词可能尚不全面，这可能对结果有一定影响。
- 对古籍条文的理解可能不同。
- 古籍中的某些内容现代已不再使用。
- 古籍描述的一些症状可能在多种疾病中出现，虽然我们的临床专业人员对这些症状与研究疾病的相似性进行了分析，但可能存在主观判断偏差导致的偏倚。
- 绝大多数的中医药临床证据来自中国，其研究结果在其他国家和人群的适用性需要进一步评估。
- 多数研究纳入的受试者疾病严重程度、病程、疗程等疗效影响因素不同，我们尽可能地进行了亚组分析；当无法进行亚组分析时，读者应注意 meta 分析结果的适用性。
- 多数纳入研究均存在偏倚风险等方法学局限性，读者应对基于极低至中等质量证据 GRADE 评价得出的结论进行谨慎解释。
- 本书对九个中英文数据库和相关临床试验注册平台进行了全面检索，但仍然可能有少量文献未被检出，这可能对结果有一定影响。
- 方剂频次的分析仅基于方剂名，可能存在不同研究使用的方剂名称不同但其组成相同或相似。由于方剂的复杂性，方剂之间的相似性判断尚难以实现。因此第五章报道方剂使用频次可能被低估。
- 第五章对常用高频中药进行了描述，这为中药研究的进一步探索提供了线索。但该总结是基于发表文献所用方剂所含中药使用的频次，未考虑每个研究/方剂的疗效大小、实际临床使用频次和单味中药在方剂中发挥的作用。

目　　录

第一章　变应性鼻炎西医学认识概述…… 1

一、变应性鼻炎的定义 …… 1

二、危险因素 …… 4

三、发病机制 …… 5

四、诊断 …… 6

五、治疗 …… 8

六、疗效评价 …… 13

参考文献…… 15

第二章　变应性鼻炎中医学认识概述…… 21

一、病因病机 …… 21

二、辨证论治 …… 22

（一）口服中药 …… 23

（二）中药局部治疗 …… 26

（三）针灸及其他中医疗法 …… 27

三、预防调护 …… 30

参考文献…… 30

第三章　中医古籍对变应性鼻炎类病的认识…… 31

一、检索方法 …… 32

二、条文筛选和数据分析 …… 32

三、结果 …… 33

四、古籍研究小结 …… 44

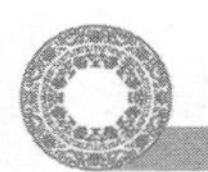

参考文献……45

第四章　临床研究证据评价方法……47
一、检索策略……49
二、纳入标准……50
三、排除标准……50
四、结局指标……50
五、方法学质量评价……51
六、统计分析……52
七、证据汇总……53
参考文献……54

第五章　中药治疗变应性鼻炎的临床研究证据……56
一、现有系统评价……56
二、临床研究文献特征……57
三、最新临床研究证据……60
（一）基于随机对照试验（RCT）的临床证据……60
（二）基于非随机对照试验（CCT）的临床证据……82
（三）基于无对照研究的临床证据……85
四、中药治疗变应性鼻炎的主要研究结果总结……87
（一）总体证据……88
（二）临床实践意义……88
参考文献……88

第六章　治疗变应性鼻炎常用中药的药理研究……89
一、黄芪……89
二、防风……90
三、辛夷……90
四、苍耳子……91
五、白术……91

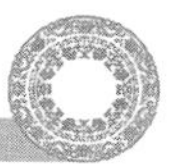

六、甘草 …… 92
七、白芷 …… 92
八、细辛 …… 93
九、五味子 …… 93
十、桂枝 …… 94
十一、常用中药的药理作用总结 …… 94
参考文献 …… 95

第七章　针灸及相关疗法治疗变应性鼻炎的临床研究证据 …… 98
一、现有系统评价 …… 99
二、临床研究文献特征 …… 102
三、最新临床研究证据 …… 104
（一）基于随机对照试验（RCT）的临床证据 …… 104
（二）基于非随机对照试验（CCT）的临床证据 …… 125
（三）基于无对照研究的临床证据 …… 127
四、针灸及相关疗法治疗变应性鼻炎的总结 …… 127
（一）总体证据 …… 128
（二）临床实践意义 …… 128
参考文献 …… 129

第八章　其他中医疗法治疗变应性鼻炎的临床研究证据 …… 130
一、现有系统评价 …… 130
二、临床研究文献特征 …… 130
三、最新临床研究证据 …… 132
（一）基于随机对照试验（RCT）的临床证据 …… 132
（二）基于非随机对照试验（CCT）的临床证据 …… 134
（三）基于无对照研究的临床证据 …… 134
四、其他中医疗法治疗变应性鼻炎的证据汇总 …… 134
（一）总体证据 …… 134
（二）临床实践意义 …… 134

第九章　中医综合疗法治疗变应性鼻炎的临床研究证据 …… 135
一、最新临床研究证据 …… 135
基于随机对照试验（RCT）的临床证据 …… 135
二、治疗变应性鼻炎的中医综合疗法总结 …… 141
（一）整体证据 …… 142
（二）临床实践意义 …… 142

第十章　中医治疗变应性鼻炎的整体证据总结 …… 143
一、中药 …… 143
中药证据类型总结 …… 144
二、针灸及相关疗法 …… 146
针灸及相关疗法的证据类型总结 …… 146
三、其他中医疗法 …… 147
其他中医疗法的证据类型总结 …… 148
四、临床指导意义 …… 148
五、研究指导意义 …… 149
参考文献 …… 150

附录 1　纳入研究的参考文献 …… 151

附录 2　变应性鼻炎专著术语 …… 178

中药方剂及中药制剂名索引 …… 185

中药名索引 …… 187

第一章　变应性鼻炎西医学认识概述

导语：变应性鼻炎是一种鼻黏膜炎症性疾病，主要表现为喷嚏、鼻痒、流涕和鼻塞等鼻部症状，可伴有眼、耳、咽喉和肺等非鼻部症状。变应性鼻炎因其发病率高、影响患者生活质量、造成一定的经济负担以及可能伴发并发症等，被认为是一种主要的慢性呼吸道疾病。本章主要对变应性鼻炎国际临床实践指南进行概述，介绍变应性鼻炎的定义、临床表现、分类、流行病学、危险因素、发病机制，重点讲述变应性鼻炎的诊断、药物和非药物治疗，以及疗效评价。

一、变应性鼻炎的定义

1. 变应性鼻炎临床表现和分类

变应性鼻炎（旧称过敏性鼻炎），又称为“花粉热”，是特应性个体接触变应原刺激引起、由IgE（Immunoglobulin E，IgE）介导的鼻黏膜炎症性疾病[1]。常见变应原有花粉、霉菌、动物皮屑和尘螨等。变应性鼻炎主要临床表现为喷嚏、鼻痒、流清涕和鼻塞等一个或多个鼻部症状。此外，常伴有眼、耳和咽部症状，如眼痒、流泪、眼红、耳堵塞感、耳内异响、咽部发痒、鼻后滴漏、慢性咳嗽、面部和额头坠胀感等症状。变应性鼻炎患者也可能出现乏力、虚弱和疲劳等症状[2,3]。由于其发病率高，影响患者的生活质量、工作和学习效率，给患者、家庭和社会带来重大的经济负担及其与哮喘和特异性皮炎的相关性，变应性鼻炎被认为是一个主要的慢性呼吸道疾病[4,5]。

变应性鼻炎主要有两种分类方法：①季节性变应性鼻炎和常年性变应性鼻炎；②间歇性变应性鼻炎和持续性变应性鼻炎。

季节性变应性鼻炎和常年性变应性鼻炎的分类基于症状和变应原的季节性特征[2]。根据这个分类方法，季节性变应性鼻炎是IgE介导对季节性吸入性变应原（例如花粉）的反应，常年性变应性鼻炎是IgE介导对常年性吸入性变应原的反应（表1-1）。但这种分类方法并不令人满意，因为区分季节性和常年性的症状往往很困难[6]。临床上很多患者对花粉和常年性变应原都过敏[6]。

《过敏性鼻炎及其对哮喘的影响（Allergic rhinitis and its impact on asthma，ARIA）》（2001年）介绍了间歇性/持续性变应性鼻炎的分类方法。这是基于症状持续时间和对生活质量影响程度的评估，而不是变应原（表1-1）[6]。基于对生活质量的影响，这种分类法把变应性鼻炎的严重程度分为“轻度”或“中-重度”[6]。季节性/常年性变应性鼻炎的传统分类不能与新的分类间歇性/持续性变应性鼻炎互换，因为他们并不代表疾病的同一层面[7]。因此，英国变态反应与临床免疫学学会的《变应性和非变应性鼻炎》指南推荐：使用季节性/常年性变应性鼻炎分类，同时使用ARIA推荐的间歇性/持续性变应性鼻炎分类[5]。

表1-1　变应性鼻炎的分类

季节性/常年性变应性鼻炎分类		间歇性/持续性变应性鼻炎分类	
季节性变应性鼻炎（SAR）	季节性变应性鼻炎是IgE介导的、对季节性吸入性变应原的免疫反应。典型的季节性吸入性变应原是花粉。季节性接触这些变应原的时间长度取决于地理位置。	间歇性变应性鼻炎（IAR）	间歇性变应性鼻炎：症状1周内＜4天或症状持续＜连续4周。
常年性变应性鼻炎（PAR）	常年性变应性鼻炎是由IgE介导的、对常年性吸入性变应原的免疫反应。这些变应原可能包括尘螨、霉菌、动物变应原或某些职业变应原，以及花粉（在某些地区花粉是常年盛行）。	持续性变应性鼻炎（PER）	持续性变应性鼻炎：症状1周内≥4天或症状持续≥连续4周。

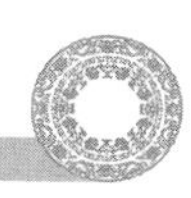

本书考虑到目前临床研究报道变应性鼻炎分类可能不一致，我们没有限定分类方法。临床研究或详细说明了变应性鼻炎类型与分类方法、或未详细说明变应性鼻炎的类型都将进行评估（详见第四章“纳入标准”）。

此外，变应性鼻炎严重程度可分为轻度（有症状但不影响生活质量）或中 - 重度（症状严重，影响生活质量）[1]。可能导致更严重分类的因素包括并发哮喘恶化、睡眠障碍、日常活动、休闲和（或）运动受限、影响学习或工作[8]。

2. 变应性鼻炎的流行病学

国际儿童哮喘和过敏的研究（ISAAC）主要研究全球儿童过敏状况，发现变应性鼻炎的发病率在各国儿童间存在很大差异，伊朗报道的最低，只有1.5%；尼日利亚报道的最高，39.7%[9]。据保守估计，世界上约有5亿人患有变应性鼻炎[1]。在全球范围内亚太地区变应性鼻炎人数最多（超过1.5亿人）[1]。变应性鼻炎发病率在过去数十年呈增加趋势[1]。

变应性鼻炎患病率的变化可能与生活方式、饮食习惯、微生物暴露、经济状况、室内或室外环境、气候变化、疾病和症状管理的知晓度有关[9]。值得注意的是，西方国家和发达国家变应性鼻炎的发病率一般高于发展中国家。年龄也影响变应性鼻炎发病率。尽管变应性鼻炎可能发生在所有年龄段，发病峰值年龄是6~20岁[10]。其他因素如交通流量增长导致的空气污染[11]和全球气候变化[12]被认为与变应性鼻炎的发病率增加有关。

3. 变应性鼻炎的负担

如前所述，变应性鼻炎影响患者的生活质量，在睡眠障碍、降低工作效率和限制社交活动等几个方面尤其明显[4, 13, 14]。变应性鼻炎给患者及其家属、卫生保健系统和整个社会造成重大经济负担[15]。以美国为例，大致估计每年用于变应性鼻炎的直接费用接近34亿美元，其中几乎一半的花费用于处方药[15]。事实上，变应性鼻炎对经济的影响常常被低估，原因是疾病的大量间接成本未能估算[1]。

此外，变应性鼻炎常常并发其他疾病，包括哮喘、变应性结膜炎、特异性皮炎、鼻窦炎、鼻息肉、中耳炎[1]。变应性鼻炎的并发疾病也会影响患者的生活质量和增加经济负担。

二、危险因素

变应性鼻炎是一种多因素疾病，致病因素包括遗传、生活方式和环境因素如多种变应原等。

1. 变应原

变应性鼻炎可以由多种变应原诱发，变应原诱导抗原和与特定的 IgE 抗体反应。变应原包括一系列的动物、昆虫、植物、真菌和小分子量的化学物质。这些变应原大多数是蛋白质或糖蛋白[16]。它们被分为以下三类：吸入性变应原、食入性变应原和职业性变应原[1]。

（1）吸入性变应原

各种吸入性变应原可能会引发变应性鼻炎。这些包括：①屋尘螨如嗜皮螨属（Dermatophagoides）和嗜霉螨属（Euroglyphus）等；②草类和树木花粉，某些杂草如艾蒿和豚草，树木如桦树和其他桦木科物种、木犀科物种（白蜡木和橄榄树）、橡树、法国梧桐、柏树等；③动物皮屑，主要是猫和狗，以及其他动物如兔子、豚鼠、大鼠、马；④真菌变应原；⑤昆虫[1]。

（2）食入性变应原

食入性变应原通常会引起多个器官参与过敏反应，甚至发生严重的全身性过敏反应。鼻炎是食物过敏导致的常见病。牛奶、鸡蛋和大豆是 6 个月以内婴儿的主要变应原，而花生、坚果、鱼、鸡蛋、牛奶、芝麻、芹菜和一些水果是成人常见变应原[17]。

食入性变应原和吸入性变应原之间的交叉反应很常见。例如，对桦木或其他桦木科花粉过敏的患者也可能对坚果、水果和蔬菜过敏[18, 19]；对豚草或花粉过敏的患者也可能在吃香蕉或西瓜时出现症状[20, 21]。

（3）职业性变应原

职业性鼻炎是指在工作场所引起的变态性反应或刺激反应（非变应性高反应）。例如，面包店变应原如面粉和谷物可能导致面包师患鼻炎；实验室动物可能诱发实验室人员产生变应性鼻炎症状[1]。因为乳胶用于制成工业产品或家居用品或医疗设备的用量增多，乳胶导致职业过敏受到越来越多的关注[22]。

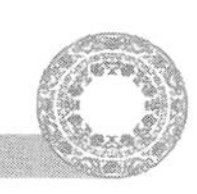

2. 污染

室外污染物例如汽车污染和有机化学制剂与鼻炎症状相关[23,24]。室内污染物包括生物燃料、气体污染物和用于制造家具的化合物也可能导致变应性鼻炎[25]。同样，烟雾使变应性鼻炎加重，因为吸烟会增加总IgE和特异性IgE的含量[26]。

3. 变应性鼻炎的其他危险因素

遗传已被确立为变应性鼻炎发病的一个危险因素[27]。不同生活方式和环境因素可能影响变应性鼻炎的发病率[6]。种族、新生儿感染、社会阶层和职业也是变应性鼻炎发病的危险因素[1,6]。近年来，气候变化成为变应性疾病增加的原因之一[28-30]。

总之，在过去几十年里，变应性鼻炎发病率在全球呈增加趋势。这一现象的原因还没有得到很好的解释。生活方式、饮食习惯和气候变异等很多因素可能与变应性鼻炎逐渐上升的高发病率有关。

三、发病机制

变应性鼻炎普遍认为是一种暴露于变应原后、由IgE介导的鼻黏膜炎症性疾病[3]。变应性鼻炎症状的激发通过复杂的网络系统，涉及介导因子、细胞因子、趋化因子、神经肽、黏附因子和细胞。

简单地说，当鼻黏膜暴露于非常少量的变应原时，黏附在黏膜上皮的抗原被抗原提呈细胞吞噬。抗原提呈细胞处理和分解抗原成肽片段，与主要组织相容性复合体Ⅱ抗原识别位点结合[31]，这种膜结合复合物呈现给T细胞抗原特异性受体。在特异性机体内Th0细胞上的特异性抗原T细胞受体识别抗原肽，然后分化成Th2细胞。Th2细胞释放特征性细胞因子，激活B细胞形成浆细胞、分泌IgE。IgE分子与肥大细胞和嗜碱性粒细胞膜上的高亲和力IgE-特异性Fc受体结合[32]。当再次接触相同变应原时，变应原与锚定在肥大细胞和嗜碱性粒细胞表面的IgE相结合，导致细胞脱颗粒和触发多种炎性介质释放，这些是变应性鼻炎速发相的关键反应[33]。在这过敏反应的速发相中，组胺、类胰蛋白酶、前列腺素、缓激肽迅速释放，引起打喷嚏、鼻痒和流涕[31]。

迟发相反应通常发生在速发相反应的4~12小时后。在迟发相，对化学刺激物的反应是嗜酸性粒细胞、嗜碱性粒细胞和其他白细胞大量增加。组胺和白三烯可能从嗜碱性粒细胞而不是从肥大细胞释放，因为类胰蛋白酶保持不变。有人认为其他细胞因子如白介素-5、白介素-6、白介素-1是由新浸润粒细胞和粒细胞-巨噬细胞集落刺激因子释放的，这些细胞可能从白细胞和上皮细胞释放出来。这个过程反复发作可导致慢性炎症[31]。

四、诊断

患者提供的病史、体征检查符合变应性病因，并出现一个或多个以下症状：鼻塞、流鼻涕、鼻痒或喷嚏，建议可以临床诊断为变应性鼻炎。变应性鼻炎患者的体征由变态性反应所致，包括清涕、鼻腔黏膜肿胀、鼻黏膜苍白和眼红、流泪等。临床诊断为变应性鼻炎但经验性治疗未能缓解病情或诊断不确定时，可检测特异性IgE（皮肤或血液）以协助诊断[8]。

1. 症状

变应性鼻炎的主要症状包括喷嚏、流涕、双侧鼻塞和鼻痒。对花粉过敏的变应性鼻炎患者的眼部症状也很常见。有两个或更多下列症状的患者需要考虑诊断为变应性鼻炎：流清水样涕、喷嚏、鼻塞、鼻痒、伴有或不伴有结膜炎[6]。此外，一些相关症状也应考虑诊断为变应性鼻炎。这些相关的症状包括：嗅觉下降、打鼾、睡眠障碍、头痛、鼻后滴漏、慢性咳嗽和嗜睡，所有这些都可能是变应性鼻炎引起的。

变应性鼻炎患者通常分为“喷嚏流涕者”和“鼻塞者”两大组。“喷嚏流涕者”常见于季节性变应性鼻炎患者，而“鼻塞者”在常年性变应性鼻炎患者中更常见[6]。

2. 病史

变应性鼻炎患者典型症状的病史对变应性鼻炎的诊断及严重性评估都很重要。患者通常会推测诱发变应性鼻炎的物质。收集病史应该关注这个疾病发病的诱因，不论是变应性或非变应性鼻炎，识别可能的变应原和（或）疾病发作或病情加重时任何触发因素以帮助诊断。病史还应包括以下几个方面：

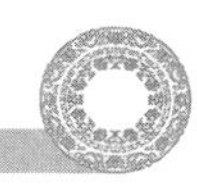

症状频率、严重程度、持续时间、持续性 / 间歇性和季节性 / 常年性[1]。

3. 家族史

家族史是变应性鼻炎的一个重要危险因素。对于父母都有变应性疾病病史的儿童（变应性疾病的遗传倾向）来说，患变应性鼻炎的可能性大于那些只有父亲或母亲有遗传性变应性疾病的儿童[2]。

4. 耳鼻喉科常规检查

变应性鼻炎患者首先做鼻部检查。前鼻镜检查或鼻内镜用于了解鼻腔解剖结构、黏膜颜色和分泌物数量、性状。在变应性鼻炎患者中，双侧鼻甲并不总是对称性肿胀，中鼻道可能可以看到。整个鼻腔黏膜通常是苍白色。变应性鼻炎患者的鼻腔通常没有异常解剖结构。另一方面，如果没有接触变应原，变应性鼻炎患者的鼻黏膜接近正常[6]。

5. 皮肤测试

皮肤变应原测试是诊断过程中的一个流程，是用微量的变应原通过以下各种方法接触患者的皮肤：划痕试验、点刺试验、皮内试验和特异性斑贴试验。如果见到皮疹、荨麻疹等变态性反应，可以得出“患者有变应性疾病或对特定的变应原有变态性反应”的结论。在这些皮肤测试方法中，皮肤点刺试验是诊断 IgE 介导的变应性疾病的主要测试方法[1]。然而，正确解释结果需要非常了解患者的病史和体征。因此，建议使用皮肤点刺试验结合询问病史的方法确定诱发明显临床表现的变应原。

6. IgE 检测

IgE 检测可以检测血清总 IgE、血清特异性 IgE 和鼻分泌物特异性 IgE。血清总 IgE 检测不再用于变应性鼻炎筛查和诊断，因为变应性疾病、寄生虫类疾病和其他很多疾病血清的总 IgE 水平均可能升高。检测血清特异性 IgE 很重要，尤其是它的结果与皮肤测试和鼻激发试验结果密切相关时。一些变应性鼻炎患者可能局部存在 IgE 介导的免疫反应，但没有释放全身性 IgE。这些病例的皮肤测试和血清特异性 IgE 检测结果可能是阴性，因此需要进一步检测鼻分泌物特异性 IgE[6]。

皮肤点刺试验和血清特异性 IgE 检测有相似的诊断特性，皮肤点刺试验通常被认为更敏感。皮肤点刺试验的另一个潜在优点是比血清检测更便宜，并且患者能够看到检测的有形结果。因此如果患者同意，首选皮肤点刺试验；若患者不愿意或没有点刺试验条件则考虑血清特异性 IgE 检测。另一方面，发现某一变应原阳性并不意味着临床可确诊为特定的变应原诱发的变应性疾病。若没有临床症状，皮肤或血清检测结果阳性并不意味着患者有该变应原诱发的变应性疾病[8]。

7. 其他检查

其他诊断性检查用于评价可疑变应性鼻炎患者。这些检查包括鼻声反射、嗅觉测试、芯片检测、鼻一氧化氮检测、食物变应原检测和鼻激发试验。目前尚无足够证据去推荐或否定这些检查[8]。

五、治疗

许多变应性鼻炎患者为缓解症状，不咨询医生、只使用非处方药物、或寻求自我治疗、或使用疗效未被证实的补充替代医学疗法的现象很常见，因此他们的症状常不能很好地控制。让患者理解适合自己的变应性鼻炎初始治疗策略很重要，这样在临床实践中制定的治疗计划更能满足患者的个人需求。

目前变应性鼻炎治疗措施包括：避免变应原、药物治疗、变应原特异性免疫疗法和其他[1]。推荐根据疗效和安全性制订“上下呼吸道疾病同治”的策略[6]。

1. 避免变应原

变应性鼻炎的症状是由于接触特殊变应原引起鼻黏膜炎症产生的，避免变应原可以减少变应性鼻炎的发作。例如，对动物皮毛过敏患者，避免接触动物能有效缓解症状。

改善室内空气质量也很重要。建议包括改善通风、改善清洁方法和住房卫生、避免铺满地毯、控制湿度防止霉菌积累和控制污染源如吸烟、建筑辐射和消耗性产品[34]。

然而在人们日常生活中，完全避免吸入性变应原如花粉、灰尘和空气中污染物是不可能的。例如，对动物过敏的患者在家里避免变应原可能受益，

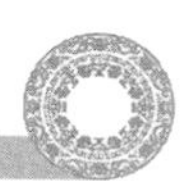

但他们仍可能会在公共交通、学校和公共场所遇到变应原[1]。

2. 药物治疗

药物治疗应考虑下列因素：有效性、安全性、低成本高效益的药物、患者偏好、治疗目标、对推荐意见可能的依从性和是否存在并发症。

大多数治疗变应性鼻炎的药物是通过鼻用或口服途径。鼻用药物浓度高、可以直接作用到鼻部从而避免或减少对全身的影响。合并结膜炎和(或)哮喘的患者，不仅要用药物缓解鼻部症状，还需要用药物来控制结膜炎和(或)哮喘问题[1]。

(1)抗组胺药

尽管许多介质参与过敏的病理过程，但组胺是一种主要的介质。因此，变应性鼻炎最常用药物是抗组胺药。

抗组胺药的使用途径有口服和局部用。当口服药物时，H1-抗组胺药发挥控制鼻部症状和非鼻部症状如结膜炎的作用。第一代抗组胺药(1980年前)与第二代抗组胺药相比有更多的副作用，因此第一代抗组胺药不再推荐用于治疗变应性鼻炎。第一代抗组胺药最常见副作用是镇静。第二代H1-抗组胺药对H1-受体有高度选择性，因此能有效地减少鼻痒、喷嚏和流清水样涕。大部分第二代H1-抗组胺药能快速发挥作用并且其疗效持续24小时。这些药物推荐用于治疗成人和儿童变应性鼻炎和结膜炎。然而，第二代抗组胺药对鼻塞症状疗效欠佳，因为它们不减轻血管舒张[35]。另一方面，尽管大多数第二代抗组胺药没有中枢神经系统的副作用，但并不是所有第二代抗组胺药都没有副作用。一些已经观察到的副作用包括：心脏副作用、致癌作用、刺激食欲、体重增加和肠胃功能紊乱[35]。最新临床实践指南建议：临床医生应推荐口服第二代或更少镇静作用的抗组胺药给主诉是喷嚏和鼻痒的变应性鼻炎患者[8]。另外，局部H1-阻滞剂(鼻用或结膜局部用)与口服药物有相同疗效，并且作用迅速[1]。

(2)糖皮质激素

糖皮质激素是临床治疗变应性鼻炎最有效的药物，其给药途径有全身用和局部用。由于全身用糖皮质激素发生副作用的风险与疗程有关，建议治疗鼻炎时短疗程使用全身用糖皮质激素。临床上经常选择鼻用糖皮质激素治疗鼻炎。目前鼻用糖皮质激素是治疗变应性鼻炎和非变应性鼻炎最有效药物。鼻用糖皮质激素被认为是成人中 - 重度变应性鼻炎一线治疗药物[1, 2, 35, 36]。最新临床实践指南推荐：临床诊断为变应性鼻炎且症状影响生活质量的患者使用鼻用糖皮质激素治疗[8]。

糖皮质激素治疗变应性鼻炎的疗效机制是其抗炎和其他方面的作用。鼻用糖皮质激素的副作用主要是对局部的影响，包括硬皮、干燥、微量鼻出血或药物依赖[6, 37, 38]。另外，当鼻孔完全堵塞时，不建议使用鼻用药物[6]。

（3）抗白三烯药

抗白三烯药治疗鼻炎的疗效与口服 H1- 抗组胺药相似[1]。最新临床指南推荐口服白三烯受体拮抗剂治疗成人和儿童季节性变应性鼻炎（有条件的推荐 / 高质量证据）和学龄前儿童常年变应性鼻炎（有条件的推荐 / 低质量证据），但其价值相对较低，因为其疗效有限和成本较高[8]。

（4）肥大细胞稳定剂

肥大细胞在变应性鼻炎的速发相和迟发相过敏反应中扮演重要角色。肥大细胞稳定剂如色酮是从药用植物阿米芹（Ammi visnaga）中发现的。色酮使用途径有鼻用和眼用，已被证明能改善喷嚏、流水样涕和鼻痒。然而他们并不优于局部糖皮质激素或 H1- 抗组胺药[51]。

（5）减充血剂

减充血剂也被称为血管收缩剂，通过作用于 α- 肾上腺素受体达到收缩血管功能，可迅速缓解鼻塞。治疗鼻炎推荐局部用药。临床上减充血剂一般与抗组胺药联合应用[39, 40]。

减充血剂全身相关的副作用如心脏病、高血压、失眠、易怒、肾衰竭、精神病和中风。因此推荐连续使用减充血剂的时间不超过一周。使用鼻用减充血剂后可能发生的其他鼻部副作用包括鼻灼热感、刺痛、干燥或黏膜溃疡，甚至鼻中隔穿孔[6]。

（6）抗胆碱药物

异丙托溴铵对控制水样鼻涕可能有效，但它对常年性变应性鼻炎和非变应性（血管运动性）鼻炎的喷嚏和鼻塞无效。由于抗胆碱能作用，局部副作用并不常见，但副作用的严重程度与剂量相关[1]。

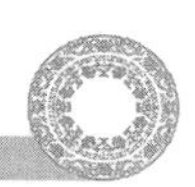

(7)联合治疗

当变应性鼻炎患者对单一药物治疗没有明显反应时，建议联合治疗[8]。联合治疗推荐的选择是：

- 口服抗组胺药和口服减充血剂(口服减充血剂只能用于>4岁患者；其中12岁以下患者不推荐用120mg 12h剂量)。
- 鼻用糖皮质激素和鼻用抗组胺药。
- 鼻用糖皮质激素和鼻用羟甲唑啉(<3天)。

从各种各样的药物中选择治疗变应性鼻炎的药物、阶梯化用药对全科医生以及专科医生似乎是最实际可行的方法[35, 36]。

治疗变应性鼻炎的具体用药选择见图1-1。

3. 变应原特异性免疫治疗

变应原特异性免疫治疗是指给予变应性个体逐渐增加剂量的变应原疫苗，以减轻随后暴露于变应原产生的相关症状。已经有一些证据表明，使用吸入性变应原免疫疗法治疗季节性变应性鼻炎或常年性变应性鼻炎临床有效[41]。这个方法能诱导机体的免疫耐受性，因此有长期疗效，并且可能可以阻止变应性疾病进展。建议在变应性鼻炎早期使用变应原特异性治疗，以减少副作用的风险和防止进一步发展为严重的疾病[1]。

传统的变应原特异性免疫治疗通过皮下给药，这种方法已用于治疗变应性鼻炎和变应性哮喘。皮下免疫疗法的疗效已得到证实[42]。但是皮下免疫治疗应该在一个严格策略的指导下应用，因为它存在导致全身性副作用的风险，且这些副作用可能危及生命[1]。另一种特异性免疫疗法是舌下免疫治疗。《过敏性鼻炎及其对哮喘的影响》(ARIA 2010)建议对花粉(有条件推荐/中等质量证据)或屋尘螨(有条件的推荐/低质量证据)过敏的成人鼻炎患者可用舌下变应原特异性免疫疗法。对花粉过敏的变应性鼻炎患者可以选择舌下免疫疗法[43]。最新临床实践指南推荐，对药物治疗没有明显反应的变应性鼻炎患者，不管其能否避免过敏原，建议临床医生给予免疫疗法(舌下或皮下)[8]。

4. 抗IgE治疗

抗IgE药物与自由IgE形成复合物，阻断IgE与肥大细胞和嗜碱性粒细胞

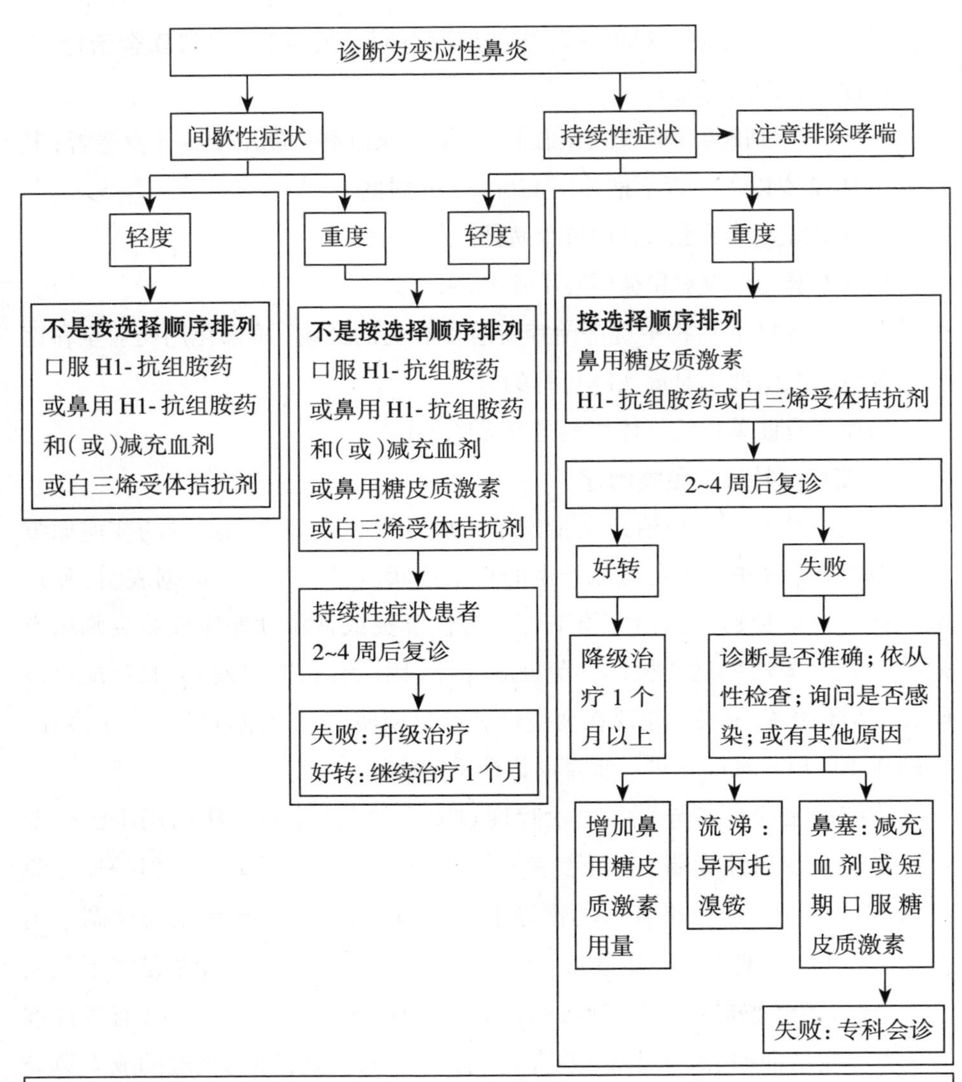

图1-1　变应性鼻炎的治疗

(图由2008年《过敏性鼻炎对哮喘的影响》改编)

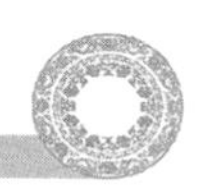

的交互作用，降低自由 IgE 水平。抗 IgE 可能引起罕见、但有可能严重的过敏反应[44]，因此这种疗法只能在有直接监护的医疗环境中使用[1]。

5. 变应性鼻炎的手术治疗

手术治疗并不是变应性鼻炎标准治疗的一部分，因为它不减少过敏。对持续性变应性鼻炎患者，可能出现下鼻甲和一些腺体结构增生。因此，手术缩小下鼻甲体积和黏膜表面积、有利于减轻鼻塞和减少分泌，应在药物治疗无效和存在解剖结构异常时考虑[1]。临床实践指南建议临床医生或转诊的外科医生可以提供下鼻甲缩小术给鼻腔气道阻塞、下鼻甲肿大但药物治疗失败的变应性鼻炎患者[8]。

6. 变应性鼻炎的补充替代医学疗法

补充替代医学已经被广泛用于变应性鼻炎的治疗，受到许多患者的欢迎[45]。变应性鼻炎是人们寻求补充替代医学疗法的疾病之一，补充替代医学疗法包括针灸和中药[46]。在德国进行的一项调查发现[47]：在所有过敏性疾病中，变应性鼻炎最常采用中药类补充替代医学疗法治疗，针灸也经常用于治疗变应性鼻炎。

系统评价表明，针灸和中药对变应性鼻炎可能是有益的[48-50]。最近综述文章指出针刺能缓解变应性鼻炎症状可能与针刺的抗炎作用有关[51]。最新临床实践指南建议：对非药物治疗感兴趣的变应性鼻炎患者可选择针刺治疗。然而，中药没有被推荐给变应性鼻炎患者，因为对中药的认识有限以及考虑到中药质量标准化和安全性等问题[8]。

六、疗效评价

变应性鼻炎的疗效评价常采用下述结局指标评价患者的症状和生活质量。

1. 症状评分表

4 分评分表（0 到 3）经常用于变应性鼻炎的临床研究[52-56]，“0”代表没有症状，“1”代表轻微症状（症状存在但不困扰），“2”代表中度症状（症状困扰，但不妨碍日常活动）和“3”代表严重症状（症状困扰，并影响日常活动或睡眠）[57]。这些分数可以单独报告，或报告四个鼻部症状评分总和（全部鼻部症状评分)。另一个症状严重程度评估的 5 分评分表(0= 没有;1= 轻微;2= 中度;3= 重度;4= 非常严重)1996 年以来也常用于变应性鼻炎的临床试验结局指标测量[46, 58, 59]。

2. 7 分量表

7 分量表(Spector 7-point Scale)[60]是由美国的 the Joint Task Force on Practice Parameters 提出,用于评估变应性鼻炎症状严重程度。问卷由鼻部症状严重程度评估、非鼻部症状严重程度评估、鼻部和非鼻部症状严重程度整体评估以及鼻炎严重程度影响整体生活质量评估的几个 7 分量表组成;其中鼻部症状有喷嚏、流鼻涕、鼻塞、鼻痒和鼻后滴漏;非鼻部症状有眼部症状、咽喉症状、慢性咳嗽、耳部症状、头痛和心理。最近一些临床研究使用了这个量表[54-56]。

3. 视觉模拟评分表

从 0(鼻部症状不困扰)到 10 厘米(鼻部症状非常困扰)视觉模拟评分表(Visual Analogue Scale, VAS)用来评估所有鼻部症状的严重程度。它被证实可用于定量评价变应性鼻炎严重程度[61]。

4. 评估生活质量的量表

健康相关生活质量被定义为部分生活质量受到人的健康状况影响,又可以受到临床干预的影响[57]。有几个不同的结局指标可用于评估临床研究中变应性鼻炎相关生活质量。

鼻结膜炎生活质量量表(Rhinoconjunctivitis Quality of Life Questionnaire, RQLQ)旨在评估特定疾病变应性鼻炎对患者生活质量的影响。该问卷包含 28 个问题,共 7 个维度:活动、睡眠、非鼻 / 眼部症状、实际问题、鼻部症状、眼部症状和情感问题[62]。它已被翻译成不同语言,经常在不同国家使用。已有研究证明,中度 / 重度间歇性或持续性鼻炎患者鼻结膜炎生活质量问卷得分比轻度间歇性或持续性鼻炎高[1]。此外,将活动维度的三个问题标准化后的鼻结膜炎生活质量量表标准版[the standardized version of the Rhinoconjunctivitis Quality of Life Questionnaire, RQLQ(S)]是一个更新的版本[63]。迷你鼻结膜炎生活质量量表(the mini Rhinoconjunctivitis Quality of Life Questionnaire, MiniRQLQ)是一种 RQLQ 的简要版,有 14 个问题 5 个维度(活动限制、实际问题、鼻部症状、眼部症状和其他症状)[64]。鼻炎生活质量量表包含 6 个维度

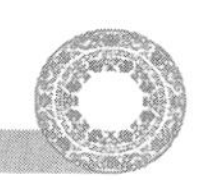

和24个问题（无眼部症状维度）已用于成人常年性变应性鼻炎患者，但没有像RQLQ一样得到普遍使用[65]。

普适性生活质量调查问卷如健康调查简表（MOS short-form general health survey，SF-36）可用于所有疾病患者的生活质量评估[66]。

表1-2　变应性鼻炎西医学认识概要

变应性鼻炎的定义	● 一个或多个鼻部症状如喷嚏、鼻痒、流涕和鼻塞 ● 暴露变应原后由IgE介导的炎症引起的鼻部症状性疾病	
变应性鼻炎的分类	● 季节性变应性鼻炎（SAR） ● 常年性变应性鼻炎（PAR）	● 间歇性变应性鼻炎（IAR） ● 持续性变应性鼻炎（PER）
变应性鼻炎的诊断	● 症状 ● 病史 ● 皮肤测试和IgE检测	
变应性鼻炎的治疗	● 避免变应原 ● 药物疗法 ○ 抗组胺药（鼻用/口服） ○ 糖皮质激素（鼻用/口服） ○ 抗白三烯药物（口服） ○ 肥大细胞稳定剂（口服/鼻用） ○ 减充血剂（鼻用） ○ 抗胆碱能制剂（鼻用） ● 变应原特异免疫疗法（皮下/舌下） ● 抗-IgE ● 手术治疗 ● 补充替代医学疗法	

参考文献

1. Bousquet J, Khaltaev N, Cruz AA, et al. Allergic Rhinitis and its Impact on Asthma (ARIA) 2008 update (in collaboration with the World Health Organization, GA(2)LEN and AllerGen) [J]. Allergy, 2008, 63(Suppl 86): S8-160.
2. Dykewicz MS, Fineman S, Skoner DP, et al. Diagnosis and management of rhinitis: complete guidelines of the Joint Task Force on Practice Parameters in Allergy, Asthma and Immunology.

American Academy of Allergy, Asthma, and Immunology[J]. Annals of allergy, asthma & immunology, 1998, 81(5 Pt 2): 478-518.

3. Skoner DP. Allergic rhinitis: definition, epidemiology, pathophysiology, detection, and diagnosis[J]. Journal of allergy and clinical immunology, 2001, 108(Suppl 1): S2-8.

4. Juniper EF. Rhinitis and quality of life[J]. Revue Française Dallergologie Et Dimmunologie Clinique, 2001, 41(1): 111-115.

5. Scadding GK, Durham SR, Mirakian R, et al. BSACI guidelines for the management of allergic and non-allergic rhinitis[J]. Clinical and experimental allergy, 2008, 38(1): 19-42.

6. Bousquet J, Van Cauwenberge P, Khaltaev N. Allergic rhinitis and its impact on asthma[J]. Journal of allergy and clinical immunology, 2001, 108(Suppl 5): S147-334.

7. Alyasin S, Amin R. The Evaluation of New Classification of Allergic Rhinitis in Patients Referred to a Clinic in the City of Shiraz[J]. Iranian journal of allergy, asthma, and immunology, 2007, 6(1): 27-31.

8. Seidman MD, Gurgel RK, Lin SY, et al. Clinical practice guideline: Allergic rhinitis[J]. Otolaryngology-head and neck surgery, 2015, 152(Suppl 1): S1-43.

9. Asher MI, Montefort S, Bjorksten B, et al. Worldwide time trends in the prevalence of symptoms of asthma, allergic rhinoconjunctivitis, and eczema in childhood: ISAAC Phases One and Three repeat multicountry cross-sectional surveys[J]. Lancet, 2006, 368(9537): 733-743.

10. Bellanti JA, Wallerstedt DB. Allergic rhinitis update: Epidemiology and natural history[J]. Allergy and asthma proceedings, 2000, 21(6): 367-370.

11. Lindgren A, Stroh E, Nihlen U, et al. Traffic exposure associated with allergic asthma and allergic rhinitis in adults. A cross-sectional study in southern Sweden[J]. International journal of health geographics, 2009, 8: 25.

12. Beggs PJ, Bambrick HJ. Is the global rise of asthma an early impact of anthropogenic climate change? [J]. Environmental health perspectives, 2005, 113(8): 915-919.

13. Kirmaz C, Aydemir O, Bayrak P, et al. Sexual dysfunction in patients with allergic rhinoconjunctivitis[J]. Annals of allergy, asthma & immunology, 2005, 95(6): 525-529.

14. Bousquet J, Bullinger M, Fayol C, et al. Assessment of quality of life in patients with perennial allergic rhinitis with the French version of the SF-36 Health Status Questionnaire[J]. Journal of allergy and clinical immunology, 1994, 94(2 Pt 1): 182-188.

15. Meltzer EO, Bukstein DA. The economic impact of allergic rhinitis and current guidelines for treatment[J]. Annals of allergy, asthma & immunology, 2011, 106(Suppl 2): S12-16.

16. Savolainen J, Viander M, Koivikko A. IgE-, IgA- and IgG-antibody responses to carbohydrate

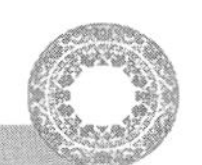

and protein antigens of Candida albicans in asthmatic children[J]. Allergy, 1990, 45(1): 54-63.

17. Bousquet J, Bjorksten B, Bruijnzeel-Koomen CA, et al. Scientific criteria and the selection of allergenic foods for product labelling[J]. Allergy, 1998, 53(Suppl 47): S3-21.
18. Eriksson NE, Formgren H, Svenonius E. Food hypersensitivity in patients with pollen allergy[J]. Allergy, 1982, 37(6): 437-443.
19. Geroldinger-Simic M, Zelniker T, Aberer W, et al. Birch pollen-related food allergy: clinical aspects and the role of allergen-specific IgE and IgG4 antibodies[J]. Journal of allergy and clinical immunology, 2011, 127(3): 616-622.
20. Enberg RN, Leickly FE, McCullough J, et al. Watermelon and ragweed share allergens[J]. Journal of allergy and clinical immunology, 1987, 79(6): 867-875.
21. Garcia Ortiz JC, Cosmes Martin P, Lopez-Asunolo A. Melon sensitivity shares allergens with Plantago and grass pollens[J]. Allergy, 1995, 50(3): 269-273.
22. Bousquet J, Flahault A, Vandenplas O, et al. Natural rubber latex allergy among health care workers: a systematic review of the evidence[J]. Journal of allergy and clinical immunology, 2006, 118(2): 447-454.
23. Hwang BF, Jaakkola JJ, Lee YL, et al. Relation between air pollution and allergic rhinitis in Taiwanese school children[J]. Respiratory research, 2006, 7: 23.
24. Keles N, Ilicali C, Deger K. The effects of different levels of air pollution on atopy and symptoms of allergic rhinitis[J]. American journal of rhinology, 1999, 13(3): 185-190.
25. Karol MH. Allergic reactions to indoor air pollutants[J]. Environmental health perspectives, 1991, 95: 45-51.
26. Wuthrich B, Schindler C, Medici TC, et al. IgE levels, atopy markers and hay fever in relation to age, sex and smoking status in a normal adult Swiss population. SAPALDIA (Swiss Study on Air Pollution and Lung Diseases in Adults) Team[J]. International archives of allergy and immunology, 1996, 111(4): 396-402.
27. Bahna SL. Factors determining development of allergy in infants[J]. Allergy proceedings, 1992, 13(1): 21-25.
28. Beggs PJ. Adaptation to impacts of climate change on aeroallergens and allergic respiratory diseases[J]. International journal of environmental research and public health, 2010, 7(8): 3006-3021.
29. Sheffield PE, Weinberger KR, Kinney PL. Climate change, aeroallergens, and pediatric allergic disease[J]. Mount sinai journal of medicine, 2011, 78(1): 78-84.

30. Ziska L, Knowlton K, Rogers C, et al. Recent warming by latitude associated with increased length of ragweed pollen season in central North America[J]. Proceedings of the National Academy of Sciences of the United States of America, 2011 108(10): 4248-4251.
31. Baraniuk JN. Pathogenesis of allergic rhinitis[J]. Journal of Allergy and Clinical Immunology, 1997, 99(2): S763-S772.
32. Mygind N, Dahl R, Pedersen S, et al. Essential allergy[M]. 2nd ed. Oxford: Blackwell Science Ltd, 1996.
33. Kuby, J. Immunology[M]. 3rd ed. New York: W. H. Freeman, 1997.
34. Franchi M, Carrer P, Kotzias D, et al. Working towards healthy air in dwellings in Europe[J]. Allergy, 2006, 61(7): 864-868.
35. van Cauwenberge P, Bachert C, Passalacqua G, et al. Consensus statement on the treatment of allergic rhinitis. European Academy of Allergology and Clinical Immunology[J]. Allergy, 2000, 55(2): 116-134.
36. Listed N A. International Consensus Report on the diagnosis and management of rhinitis. International Rhinitis Management Working Group[J]. Allergy, 1994, 49(Suppl 19): S1-34.
37. Holm AF, Fokkens WJ, Godthelp T, et al. A 1-year placebo-controlled study of intranasal fluticasone propionate aqueous nasal spray in patients with perennial allergic rhinitis: a safety and biopsy study[J]. Clinical otolaryngology and allied sciences, 1998, 23(1): 69-73.
38. LaForce C. Use of nasal steroids in managing allergic rhinitis[J]. Journal of allergy and clinical immunology, 1999, 103(3 Pt 2): S388-394.
39. Anolik R. Desloratadine and pseudoephedrine combination therapy as a comprehensive treatment for allergic rhinitis and nasal congestion[J]. Expert opinion on drug metabolism & toxicology, 2009, 5(6): 683-694.
40. Grubbe RE, Lumry WR, Anolik R. Efficacy and safety of desloratadine/pseudoephedrine combination vs its components in seasonal allergic rhinitis[J]. Journal of investigational allergology & clinical immunology, 2009, 19(2): 117-124.
41. Bousquet J, Lockey R, Malling HJ, et al. Allergen immunotherapy: therapeutic vaccines for allergic diseases. World Health Organization. American academy of Allergy, Asthma and Immunology[J]. Annals of allergy, asthma & immunology, 1998, 81(5 Pt 1): 401-405.
42. Calderon MA, Alves B, Jacobson M, et al. Allergen injection immunotherapy for seasonal allergic rhinitis[J]. The Cochrane database of systematic reviews, 2007(1): CD001936.
43. Brozek JL, Bousquet J, Baena-Cagnani CE, et al. Allergic Rhinitis and its Impact on Asthma (ARIA) guidelines: 2010 revision[J]. Journal of allergy and clinical immunology, 2010, 126

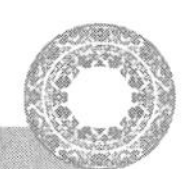

(3): 466-476.

44. Price KS, Hamilton RG. Anaphylactoid reactions in two patients after omalizumab administration after successful long-term therapy[J]. Allergy and asthma proceedings, 2007, 28(3): 313-319.

45. Xue CC, Zhang AL, Lin V, et al. Acupuncture, chiropractic and osteopathy use in Australia: a national population survey[J]. BMC Public Health, 2008, 8: 105.

46. Xue CC, English R, Zhang JJ, et al. Effect of acupuncture in the treatment of seasonal allergic rhinitis: a randomized controlled clinical trial[J]. The American journal of Chinese medicine, 2002, 30(1): 1-11.

47. Schafer T, Riehle A, Wichmann HE, et al. Alternative medicine in allergies-prevalence, patterns of use, and costs[J]. Allergy, 2002, 57(8): 694-700.

48. Kim S-Y, Hyangsook Chae, Younbyoung Park, et al. A systematic review of cost-effectiveness analyses alongside randomised controlled trials of acupuncture[J]. Acupuncture in medicine, 2012, 30(4): 273-285.

49. Wang S, Tang Q, Qian W, et al. Meta-analysis of clinical trials on traditional Chinese herbal medicine for treatment of persistent allergic rhinitis[J]. Allergy, 2012, 67(5): 583-592.

50. Feng S, Han M, Fan Y, et al. Acupuncture for the treatment of allergic rhinitis: a systematic review and meta-analysis[J]. American journal of rhinology Allergy, 2015, 29(1): 57-62.

51. McDonald JL, Cripps AW, Smith PK, et al. The anti-inflammatory effects of acupuncture and their relevance to allergic rhinitis: a narrative review and proposed model[J]. Evidence-based complementary and alternative medicine, 2013, (4): 591796.

52. Chui SH, Shek SL, Fong MY, et al. A panel study to evaluate quality of life assessments in patients suffering from allergic rhinitis after treatment with a Chinese herbal nasal drop[J]. Phytotherapy research, 2010, 24(4): 609-613.

53. Ng DK, Chow PY, Ming SP, et al. A double-blind, randomized, placebo-controlled trial of acupuncture for the treatment of childhood persistent allergic rhinitis[J]. Pediatrics, 2004, 114(5): 1242-1247.

54. Xue CC, Zhang CS, Yang AW, et al. Semi-self-administered ear acupressure for persistent allergic rhinitis: A randomised sham-controlled trial[J]. Annals of allergy, asthma & immunology, 2011, 106(2): 168-170.

55. Zhang CS, Xia J, Zhang AL, et al. Ear acupressure for perennial allergic rhinitis: A multicenter randomized controlled trial[J]. American journal of rhinology allergy, 2014, 28(4): e152-157.

56. Xue CC, Zhang AL, Zhang CS, et al Acupuncture for seasonal allergic rhinitis: a randomized controlled trial[J]. Annals of allergy, asthma & immunology, 2015, 115(4): 317-324.

57. Juniper EF, Stahl E, Doty RL, et al. Clinical outcomes and adverse effect monitoring in allergic rhinitis[J]. Journal of allergy and clinical immunology, 2005, 115(3 Suppl 1): S390-413.

58. Prenner BM, Chervinsky P, Hampel FC, et al. Double-strength beclomethasone dipropionate (84 micrograms/spray) aqueous nasal spray in the treatment of seasonal allergic rhinitis[J]. Journal of allergy and clinical immunology, 1996, 98(2): 302-308.

59. Xue CC, An X, Cheung TP, et al. Acupuncture for persistent allergic rhinitis: a randomised, sham-controlled trial[J]. The Medical journal of Australia, 2007, 187(6): 337-341.

60. Spector SL, Nicklas RA, Chapman JA, et al. Symptom severity assessment of allergic rhinitis: part 1[J]. Annals of allergy, asthma & immunology, 2003, 91(2): 105-114.

61. Bousquet J, Combescure C, Neukirch F, et al. Visual analog scales can assess the severity of rhinitis graded according to ARIA guidelines[J]. Allergy, 2007, 62(4): 367-372.

62. Juniper EF, Guyatt GH. Development and testing of a new measure of health status for clinical trials in rhinoconjunctivitis[J]. Clinical and experimental allergy, 1991, 21(1): 77-83.

63. Juniper EF, Thompson AK, Ferrie PJ, et al. Validation of the standardized version of the Rhinoconjunctivitis Quality of Life Questionnaire[J]. Journal of allergy and clinical immunology, 1999, 104(2 Pt 1): 364-369.

64. Juniper EF, Thompson AK, Ferrie PJ, et al. Development and validation of the mini Rhinoconjunctivitis Quality of Life Questionnaire[J]. Clinical and experimental allergy, 2000, 30(1): 132-140.

65. Juniper EF, Guyatt GH, Andersson B, et al. Comparison of powder and aerosolized budesonide in perennial rhinitis: validation of rhinitis quality of life questionnaire[J]. Annals of allergy, 1993, 70(3): 225-230.

66. Stewart AL, Hays RD, Ware JE. The MOS short-form general health survey. Reliability and validity in a patient population[J]. Medical care, 1988, 26(7): 724-735.

第二章　变应性鼻炎中医学认识概述

导语：变应性鼻炎属于中医学“鼻鼽”“鼽嚏”的范畴，现代中医文献多描述变应性鼻炎主要是由于肺、脾、肾脏腑亏虚和外邪侵袭所致。本章概述当代国内主要的中医教科书、临床实践指南和专科专著中关于变应性鼻炎的病名、病因病机、核心证候辨证论治，以及中药、针灸、耳压等疗法和预防调护措施。

变应性鼻炎在中医学常称为“鼻鼽”[1-4]或“鼽嚏”[3,4]。这个疾病最早记载于西周《礼记·月令》：“季秋行夏令，则其国大水，冬藏殃败，民多鼽嚏”，说的是该病受气候影响而发作。这些文章指出变应性鼻炎发病与时令气候密切相关。金代刘完素《素问玄机原病式·卷一》：“鼽者，鼻出清涕也”，“嚏，鼻中因痒而气喷作于声也”。本病临床常见两种主要证型：一是肺、脾、肾脏腑亏虚合并外邪侵袭，二是郁热犯肺[2,5,6]。

一、病因病机

变应性鼻炎的发病有内因和外因。内因是脏腑亏虚（包括肺、脾和肾），可能是由于长期劳累、饮食不当或体质虚弱；或者肺有郁热。外因是风寒邪气或异气侵袭[6]。本病主要病位在鼻，在脏为肺，与脾、肾密切相关[7]。

“肺开窍于鼻”，变应性鼻炎主要病因是肺气亏虚，腠理疏松，卫气防御外邪功能失职，风寒外邪或异气侵袭鼻窍，导致鼻部气机不调、津液停滞鼻腔，故见鼻痒、喷嚏、流清涕和鼻塞。脾为气血生化之源，肺气的充实，有赖于脾气的上输。脾土亏虚、无法上濡肺脏导致肺气虚弱、卫表不固。肾为气之根、藏元阴元阳，元气不足或元阴元阳亏虚，导致温煦濡养、固摄作用失职，加上风寒外邪和异气侵袭，导致鼻症发生并反复发作[3-7]。另外，鼻鼽的另一病因是郁热犯肺，热伤肺，上犯鼻窍，故见鼻痒、喷嚏、流涕和鼻塞[2,5,6]。

根据中医学理论，脏腑亏虚很难在短期内治愈，因此大多数变应性鼻炎是一种长期的慢性病。此外，"久病及肾"，病程长对疗效有一定影响[8]。另外，诱发变应性鼻炎发作的风邪具有善行而数变的特点，导致变应性鼻炎经常突然、反复发作。

二、辨证论治

变应性鼻炎患者症状严重程度与他们接触变应原密切相关，治疗期间建议患者尽可能避免接触变应原。临床上，急性发作期和稳定期的变应性鼻炎患者均可见[8,9]。

变应性鼻炎急性发作期的四种常见证型[2,5,6]:

- 肺气亏虚，风寒上犯
- 肺脾两虚，清阳不升
- 肺肾亏虚，鼻失温煦
- 肺经郁热，上犯鼻窍

前三种证型在临床上最常见。

在变应性鼻炎稳定期，鼻部症状缓解或轻微，提示此阶段起主导作用的不是外邪或郁热，而是肺脾气虚和肾阳虚。

在中医临床实践中，变应性鼻炎的治疗方案应在个体化辨证诊断后制订，同时需要考虑疾病所处阶段。急性发作期最重要的治疗原则是祛风、止涕和通窍；在稳定期，在辨证诊断的基础上益肺、健脾或补肾是基本原则[8,9]。

下文参考了多个变应性鼻炎的中医诊断和治疗临床实践指南：包括1994年国家中医药管理局制定的《中医病证诊断疗效标准》[1]、2012年中华中医药学会制定的《中医耳鼻咽喉科常见病诊疗指南》[2]，以及中国的一些耳鼻喉科中医教材、著作。

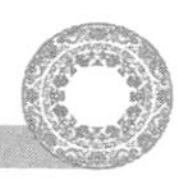

（一）口服中药

1. 变应性鼻炎稳定期

肺气虚

临床表现：时有鼻痒、喷嚏，少量清涕，鼻塞轻，或伴有嗅觉减退，鼻黏膜色淡、轻度肿胀或不肿胀；面色白，言语声低，怕冷，汗多，易患感冒，或咳嗽无力、咯痰稀白。舌淡红，苔薄白，脉细弱[1, 2, 5-9]。

治则：益气补肺。

方剂：玉屏风散加减。

常用药物：黄芪、白术、防风。

方解：黄芪、白术健脾补肺，防风祛风散寒。

中成药：玉屏风颗粒，能补肺益气。

脾气虚

临床表现：偶有鼻痒，喷嚏，清涕量较多，鼻塞，或伴有嗅觉减退，鼻黏膜色淡、肿胀；食少或食欲不振，大便溏薄，易疲劳、乏力。舌淡红，边有齿痕，苔薄白，脉细弱[1, 2, 5-9]。

治则：健脾益气。

方剂：补中益气汤或四君子汤加减。

常用药物：补中益气汤：人参、黄芪、白术、炙甘草、升麻、柴胡、陈皮、当归；四君子汤：人参、白术、茯苓、甘草。

方解：补中益气汤：方中人参、黄芪、白术、炙甘草皆甘温，可健脾气、补肺气；升麻、柴胡升举中阳，可协助黄芪升提下陷之中气；当归养血和营，协参、芪以益气养血；陈皮可理气健脾和胃，使诸药补而不滞。四君子汤：人参、白术、茯苓、甘草能健脾益气渗湿。

中成药：补中益气丸能健脾益气，四君子丸健脾渗湿。

肾阳亏虚

临床表现：偶有鼻痒，喷嚏、清涕量多，鼻塞，或伴有嗅觉减退，鼻黏膜苍白、肿胀；畏寒，肢冷，腰膝酸软，夜尿增多；女子易宫寒不孕，男子则阳痿，遗精。舌淡，苔白，脉沉细[1, 2, 5-9]。

治则：补肾温阳。

方剂：金匮肾气丸或右归丸加减。

常用药物：金匮肾气丸：附子、桂枝、熟地黄、山药、山茱萸、牡丹皮、泽泻、茯苓；右归丸：熟地黄、山药、山茱萸、枸杞、鹿角胶、菟丝子、杜仲、当归、肉桂、附子。

方解：金匮肾气丸：方中熟地黄、山药、山茱萸滋补肝肾之阴；牡丹皮、泽泻、茯苓利水渗湿；附子辛热、桂枝甘温，二药相合，补肾阳之虚。右归丸：鹿角胶、菟丝子、杜仲、肉桂、附子补肾阳，熟地黄、山药、山茱萸、枸杞补肾阴，当归助鹿角胶补养精血。

中成药：金匮肾气丸和右归丸均能补肾温阳。

2. 变应性鼻炎的急性发作期

肺气亏虚，风寒上犯

临床表现：突发性鼻痒，连续性喷嚏，流清涕，鼻塞，或伴有嗅觉减退，鼻黏膜色淡、肿胀；面色白，言语声低，怕冷，汗多，或伴有咳嗽、痰稀白。舌淡红，苔薄白，脉细弱[1, 2, 5-9, 10]。

治则：补益肺气，祛风散寒[1, 2, 5-10]。

方剂：温肺止流丹加减，或玉屏风散合苍耳子散加减[1, 2, 5-9]。

常用药物：温肺止流丹：人参、诃子、细辛、荆芥、桔梗、鱼脑石、甘草；玉屏风散合苍耳子散加减：黄芪、白术、防风、辛夷、白芷、苍耳子、薄荷。

方解：温肺止流丹：方中人参味甘而补益肺气，诃子味酸而收敛肺气，两药合用，有补肺敛气之功。细辛、荆芥辛温，可祛风解表散寒。桔梗辛平，鱼脑石咸平，二者相合有散结除涕之效。甘草味甘而缓，既可助人参、诃子补敛肺气，又可调和诸药。玉屏风散合苍耳子散：方中黄芪甘温，可补益脾肺之气，白术健脾益气，可助黄芪加强补气之力，两药合用，可使脾气足而肺气旺。防风、苍耳子、白芷、辛夷、薄荷皆味辛走表而有疏散风寒之效。

中成药：辛芩颗粒，补肺气祛风寒；小青龙颗粒，祛风散寒除涕。[10]

肺脾两虚，清阳不升

临床表现：突发性鼻痒，喷嚏，清涕量多，鼻塞，或伴有嗅觉减退，鼻黏膜色淡、肿胀；食少或食欲不振，大便稀烂，易乏力。舌淡红，边有齿痕，苔薄白，脉细弱[1, 2, 5-9, 11]。

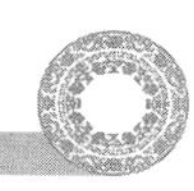

治则：健脾补肺，升阳通窍[1, 2, 5-10]。

方剂：补中益气汤或参苓白术散加减[1, 2, 5-10]。

常用药物：补中益气汤：人参、黄芪、白术、炙甘草、升麻、柴胡、陈皮、当归；参苓白术散：人参、白术、茯苓、甘草、山药、莲子、白扁豆、薏苡仁、砂仁、陈皮、桔梗、大枣。

方解：补中益气汤：方中人参、黄芪、白术、炙甘草皆甘温，可健脾气、补肺气；升麻、柴胡升举中阳，可协助黄芪升提下陷之中气；当归养血和营，协参、芪以益气养血；陈皮可理气健脾和胃，使诸药补而不滞。参苓白术散：方中人参、白术、茯苓、甘草有益气健脾之效；山药、莲子性味平和，可增强参、术、苓、草的健脾益气之效；白扁豆、薏苡仁可助白术、茯苓增强健脾渗湿之效；砂仁有醒脾和胃、行气化湿之功，使诸药补而不滞；桔梗宣肺利气、通窍，且可载药上行，使诸药直达病所。

中成药：补中益气丸能补益脾气，参苓白术丸（颗粒）能健脾益肺和渗湿。

肺肾亏虚，鼻失温煦

临床表现：突发性鼻痒，喷嚏频作，清涕量多，鼻塞，或伴有嗅觉减退，鼻黏膜苍白、肿胀；面色苍白或偏暗，畏寒，肢冷，腰膝酸软，夜尿多；舌淡，苔白，脉沉细[1, 2, 5-10]。

治则：补肾益肺，温阳通窍。

方剂：金匮肾气丸加减[1, 2, 5-10]。

常用药物：附子、桂枝、熟地黄、山药、山茱萸、牡丹皮、泽泻、茯苓。

方解：方中熟地黄、山药、山茱萸滋补肝肾之阴；牡丹皮、泽泻、茯苓利水渗湿；附子辛热、桂枝甘温，二药相合，补肾阳之虚。

中成药：金匮肾气丸和右归丸均能温补肾阳。

肺经郁热，上犯鼻窍

临床表现：突发性鼻痒，连续喷嚏，清涕量多或为黏稠涕，鼻塞，或伴有嗅觉减退，鼻黏膜充血、肿胀；口干，或伴有咽痒咳嗽，大便偏干；舌红，苔白或黄，脉数[2, 6-8, 10]。

治则：清热宣肺，通利鼻窍。

方剂：辛夷清肺饮加减[2]。

常用药物：辛夷、石膏、知母、栀子、黄芩、甘草、麦冬、桑白皮、茜草、紫草和墨旱莲。

方解：方中辛夷辛温，质轻而上行，可宣肺而通利鼻窍；石膏、知母、栀子、黄芩、桑白皮和甘草，可清泻肺热；麦冬养阴润肺，茜草、紫草和墨旱莲均入血分，可凉血活血、消肿止痒。

中成药：千柏鼻炎片，能清热宣肺通窍；利鼻片清肺通窍[10]。

（变应性鼻炎口服中药治疗的汇总见表2-1）。

表2-1　口服中药治疗变应性鼻炎汇总

疾病阶段	辨证分型	治疗原则	方剂
稳定期	肺气虚	益气补肺	玉屏风散加减
	脾气虚	健脾益气	补中益气汤加减或四君子汤加减
	肾阳亏虚	补肾温阳	金匮肾气丸加减或右归丸加减
急性发作期	肺气亏虚，风寒上犯	补益肺气，祛风散寒	玉屏风散合苍耳子散加减，或温肺止流丹加减
	肺脾两虚，清阳不升	健脾补肺，升阳通窍	补中益气汤加减，或参苓白术散加减
	肺肾亏虚，鼻失温煦	补肾益肺，温阳通窍	金匮肾气丸加减
	肺经郁热，上犯鼻窍	清热宣肺，通利鼻窍	辛夷清肺饮加减

（二）中药局部治疗

1. 滴鼻法

中药滴鼻液有通窍作用，如葱白滴鼻液、滴鼻灵（以鹅不食草、辛夷为主药）。每侧鼻腔两滴，每日3次[6, 11]。

2. 塞鼻法

细辛膏棉裹塞鼻，塞入双侧鼻孔，每天2~3次[6, 11]。

3. 涂鼻法

鹅不食草干粉加凡士林制成100%药膏涂鼻；或干姜适量研末，蜜调涂鼻

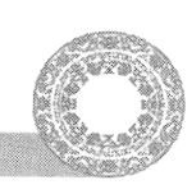

内。每日 2~3 次[6,11]。

4. 吹鼻法

风寒犯鼻的变应性鼻炎患者，以皂角研极细末吹鼻；也可选用碧云散（由鹅不食草、青黛、川芎组成）、鹅不食草干粉、荜拨粉末，每次用少许吹鼻内，每日 3~4 次[6,11]。

5. 嗅法

可用白芷、川芎、细辛、辛夷共研细末，置瓶内，时时嗅之[6,11]。

（三）针灸及其他中医疗法

1. 体针

针对脏腑亏虚的变应性鼻炎患者，可选用迎香、印堂、风池、风府、足三里等为主穴，以上星、合谷、口禾髎、肺俞、脾俞、肾俞、三阴交等为配穴，辨证选穴，每次主穴、配穴各取 1~2 穴[2,6]，针用补法[6]。对郁热犯肺的变应性鼻炎患者，口禾髎、合谷、尺泽、足三里、阴陵泉，用泻法[13]。每日 1 次，留针 20 分钟，10 次为一个疗程。

穴位主要功用解析[7,10,12]：

- LI20 迎香：散风清热，通利鼻窍。
- EX-HN3 印堂：镇痉，明目通鼻。
- GB20 风池：疏泄风邪，清利头目。
- GV16 风府：散风清热，通利鼻窍。
- ST36 足三里：和胃健脾。
- GV23 上星：息风清热通窍，灸之温经散寒通窍。
- LI4 合谷：清热解表通窍。
- LI19 口禾髎：清肺祛风，利鼻开窍。
- BL13 肺俞：宣肺，平喘，理气。
- BL20 脾俞：健脾，和胃，化湿。
- BL23 肾俞：补肾益气温阳。
- SP6 三阴交：健脾益肾，灸之温经通络。
- LU5 尺泽：清肺润肺，宣降肺气。
- SP9 阴陵泉：健脾渗湿，益肾固精。

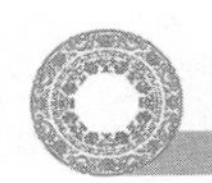

2. 灸法

灸法穴位：可选用足三里、命门、百会、气海、三阴交、涌泉、神阙、上星、印堂、身柱、膏肓、肺俞、脾俞、肾俞等穴，艾条悬灸或隔姜灸，每次选 2~3 穴，每穴 20 分钟，10 次为一个疗程[6]。穴位主要功用解析（注：此处仅列出上文未提到的穴位）[7, 10, 12]：

- GV4 命门：温益肾阳。
- GV20 百会：升阳。
- CV6 气海：益气助阳。
- KI1 涌泉：补肾温经散寒，清利头目。
- CV8 神阙：温通三焦散寒。
- GV1 身柱：刺之宣肺清热，灸之温肺。
- BL43 膏肓：益气补肺。

3. 耳针或耳压

可选神门、内分泌、内鼻、肺、脾、肾、肾上腺、皮质下等穴埋针，或以胶布埋压王不留行籽。两耳交替，每次取 3~5 穴，隔日 1 次，10 次为一个疗程[2, 6]。

4. 穴位注射

可选迎香、合谷、风池等穴，药物可选当归注射液、丹参注射液、人参注射液、参附注射液、每次 1 穴（双侧），每穴 0.5~1ml。每 3 日 1 次，10 次为一个疗程[2, 6]。

5. 穴位敷贴

方法 1：用白芥子、甘遂、细辛、麝香分别研末，按 20∶10∶10∶0.6 的比例混匀，在夏季初伏、中伏和末伏的第一天分 3 次用姜汁调敷贴于肺俞、膏肓、百劳等穴，每次贴 30~60 分钟后除去。连续应用 3 个夏季[2]。

方法 2：斑蝥虫打粉，少许撒于胶布，敷贴于印堂穴，约 12 小时后取去。若穴位敷贴过程中有小疱切勿弄破，或可用注射器抽吸水疱，每周 1 次，3 次为一个疗程[6]。

6. 推拿（按摩）

方法 1：第一步：先搓热双手大鱼际，在鼻梁双侧鼻根至迎香穴摩擦，直至发热；或用两手中指在鼻梁双侧鼻根至迎香穴按摩 20~30 次，直至鼻部发

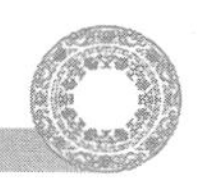

热；早晚各做1次[2]。第二步：由攒竹向双颞侧太阳穴推按，发热即可[6]。

方法2：双手掌搓热，掌根沿腰骶部两肾及命门间上下按摩，至发热为度，每日1~2次[8]。

方法3：每日睡前先自行按摩涌泉穴至发热，再按摩两侧足三里、三阴交等，每日1次[6]。

表2-2　变应性鼻炎的针灸和其他中医疗法的汇总

干预措施	穴位/体表区域	治疗频次
体针[2,6,12]	主穴：LI20迎香、EX-HN3印堂、GB20风池、GV16风府、ST36足三里；配穴：GV23上星、LI4合谷、LI19口禾髎、BL13肺俞、BL20脾俞、BL23肾俞、SP6三阴交、LU5尺泽、SP9阴陵泉	每天一次，每次20分钟，一个疗程10次
灸法[2,6,7]	ST36足三里、GV4命门、GV20百会、CV6气海、SP6三阴交、KI1涌泉、CV8神阙、GV23上星、GV29印堂、GV12身柱、BL43膏肓、BL13肺俞、BL20脾俞、BL23肾俞	每穴每次20分钟，一个疗程10次
耳针[2,6]	TF4神门、CO18内分泌、TG4内鼻、CO14肺、CO13脾、CO10肾、TG2P肾上腺、AT4皮质下	隔天1次，一个疗程10次
穴位注射[2,6]	药物：当归注射液、丹参注射液、人参注射液、参附注射液等 穴位：LI20迎香、LI4合谷、GB20风池	每3天一次，一个疗程10次
穴位敷贴[2,6]	白芥子、甘遂、细辛、麝香按20∶10∶10∶0.6的比例混匀，姜汁调敷贴于BL13肺俞、BL43膏肓、EX-HN15百劳[2]等穴	1年3次（最热的三天），连续3年
	斑蝥虫打粉，敷贴EX-HN3印堂穴，约12小时后取去[6]	每周1次，一个疗程3次
推拿（按摩）[2,6]	按摩鼻部双侧[2]；由BL2攒竹向双颞侧EX-HN5太阳穴推按[6]	每天2~3次
	按摩双侧腰骶部[6]	每天1~2次
	按摩KI1涌泉，ST36足三里，SP6三阴交[6]	睡前每天1次

三、预防调护

- 保持环境清洁卫生，避免或减少接触粉尘、花粉、羽毛、动物毛发和其他变应原[4-9]。
- 饮食上尽量不进食或少进食寒凉生冷和海鲜食品[4-7]，平素可用党参、白术、黄芪等作为药膳，冬季使用当归、生姜炖羊肉[6,9]。
- 生活起居有规律，注意保暖，避免受凉[4-8]。锻炼身体，增强体质[6,8]。
- 早上冷水洗面，晚上热水浸足15~20分钟[9]。

参考文献

1. 国家中医药管理局. 中医病证诊断疗效标准[M]. 南京：南京大学出版社，1994.
2. 中华中医药学会. 中医耳鼻咽喉科常见病诊疗指南[M]. 北京：中国中医药出版社，2012.
3. 上海中医院. 五官科学[M]. 上海：上海人民出版社，1973.
4. 王德鉴. 中医耳鼻咽喉口腔科学[M]. 北京：人民卫生出版社，1994.
5. 王德鉴. 中医耳鼻喉科学[M]. 上海：上海科学技术出版社，1985.
6. 王士贞. 中医耳鼻咽喉科学[M]. 北京：中国中医药出版社，2003.
7. 王德鉴. 中医耳鼻喉科学[M]. 北京：人民卫生出版社，1987.
8. 李云英，刘森平. 耳鼻咽喉科专病中医临床诊治[M]. 北京：人民卫生出版社，2005.
9. 王永钦. 中医耳鼻咽喉口腔科学[M]. 北京：人民卫生出版社，2001.
10. 熊大经，李凡成. 今日中医耳鼻喉科[M]. 北京：人民卫生出版社，2011.
11. 李凡成，徐绍勤. 中西医结合耳鼻咽喉科学[M]. 北京：人民卫生出版社，2001.
12. 孙国杰. 针灸学[M]. 北京：人民卫生出版社，2000.

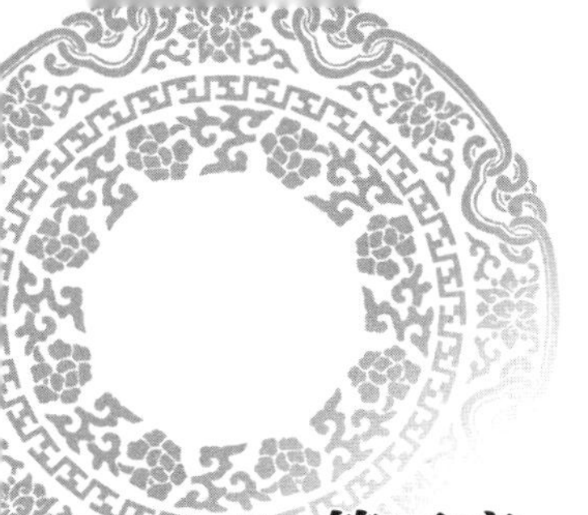

第三章　中医古籍对变应性鼻炎类病的认识

导语：中医古籍是疾病防治的丰富信息来源。现在许多疾病使用的中医治疗方法都可以追溯到古籍，包括变应性鼻炎。本章讲述如何确定古籍检索词、系统检索中华医典、并对检索到的700多条古籍条文进行筛选评分，对古代治疗变应性鼻炎类病的经验（包括中药、方剂、针灸穴位）进行分析。

中医临床实践已有几千年历史。例如，人们普遍认为针灸起源于2500年前的古代中国[1,2]。中药文献可追溯到现存最古老的本草经典——《神农本草经》[3,4]，该书成书于西汉时期（公元前206年—公元24年）。

数千年中医临床实践积累了丰富经验，中医古籍记载了很多症状类似变应性鼻炎的疾病及其治疗方法，其中一些古籍文献非常值得现代中医治疗变应性鼻炎参考。变应性鼻炎是一个现代疾病概念，因此要发掘历史上中医治疗变应性鼻炎的证据，就必须对中医古籍中涉及的变应性鼻炎类病的论述进行系统分析，并探讨变应性鼻炎类病概念演变和治疗发展。为了在浩瀚的中医古籍中系统检索和总结这些信息，我们在本研究中使用了中医古籍数字化丛书《中华医典》光盘（迄今为止最大的中医古籍电子丛书）[3,4]。在中国，现代中医临床实践指南[5,6]和教科书[7-12]都指出西医学的“变应性鼻炎”属于传统中医学“鼻鼽”的范畴。中华中医药学会最新发布的《中医耳鼻咽喉科常见病诊疗指南》中给“鼻鼽”的定义是“一种以反复发作的鼻痒、阵发性喷嚏、流涕和鼻塞为特征的疾病”[6]。西医学的变应性鼻炎或其他类型鼻炎属于本范畴。“鼻鼽”中的“鼽”的意思是是清涕[8]。“鼽”也常出现在术语“鼽嚏”中，其中“嚏”是喷嚏的意思[7-12]。因具有清涕、喷嚏等症状，历史上记载的“鼽嚏”也被认为是变应性鼻炎类病[8, 12]。但是在中医古籍的记载中，“鼻鼽”或“鼽嚏”可能并不一直都属于变应性鼻炎类病的范畴。

一、检索方法

我们检索了 39 部中国大陆使用的中医耳鼻喉教科书、著作或耳鼻喉科疾病的临床指南，初定了相关检索词。咨询临床专家后，最终确定了 10 个检索词，分别是：鼻鼽、鼽嚏、鼽水、鼽涕、鼽鼻、清涕、鼽衄、鼽、鼻痒和喷嚏。这些检索词根据变应性鼻炎类病的不同鼻部症状分类。

使用上述 10 个检索词检索《中华医典》光盘（第 5 版），所有结果导出到事先设计好的 Excel 电子数据表。当古籍条文包括一个以上的中药方剂时，每一个方剂在单独行列出，这样每行包括一个与此检索词相关的中药方剂。所有结果导进到 Excel 表后，进行筛查、排除重复文献。与检索词不相关或没有包括中医药治疗方法的条文被进一步排除。

完成数据录入和筛查后，为了能够进行统计分析，所有条文中的书名、朝代、治疗方法类型、检索词和个人症状等信息都进行编码和评分。

二、条文筛选和数据分析

条文信息编码完成后，根据标准排除与变应性鼻炎类病不相关的条文。排除标准如下：有发热寒战症状的疾病；鼻部症状伴有浊涕者、黄色分泌物或臭涕者；鼻出血；酒渣鼻或其他感染性疾病，若具有以上内容的其中一条，均被排除，排除后剩下的条文纳入“可能是变应性鼻炎”条文库中。考虑到临床诊断变应性鼻炎的标准有以下 3 点：①基于典型的变应性鼻炎症状；②出现两个或两个以上症状；③慢性反复发作性的特点，因此根据以下标准的任一条在“可能是变应性鼻炎”条文库中进一步选择“很可能是变应性鼻炎”条文。

- 条文描述的是一个或一个以上典型变应性鼻炎症状，如慢性、反复发作鼻痒、喷嚏和清涕等；

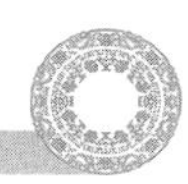

- 条文描述的是两个或两个以上鼻部症状如喷嚏、流涕和鼻塞。

数据导入 SPSS 软件(第 21 版),检索词、朝代和书名进行频次分析。在“可能是变应性鼻炎”和“很可能是变应性鼻炎”两个的条文库中分别对方剂、中药和针刺穴位进行频次分析。此外,在“很可能是变应性鼻炎”条文库中,针对单一症状使用中药和穴位的条文进行分析。

三、结果

用上述 10 个检索词在《中华医典》光盘中共找到 726 条条文涉及变应性鼻炎类病的中医药治疗(中医方剂、中药或针灸及相关疗法)(图 3-1)。这些条文所在朝代的分布见表 3-1。

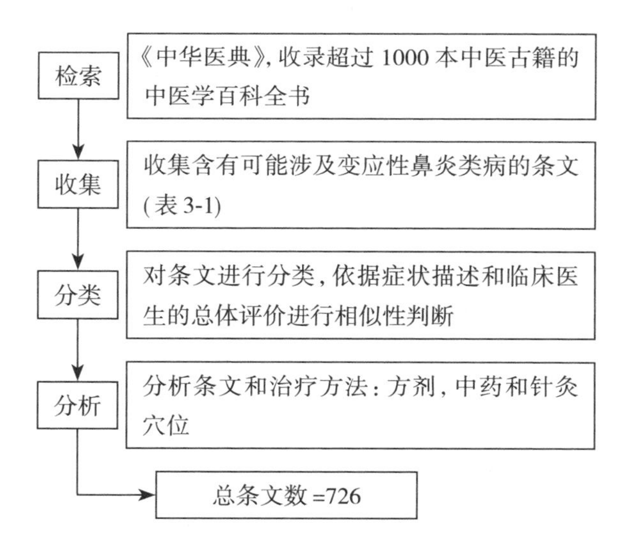

图 3-1　古籍文献条文检索、筛选、分类和分析流程图

表 3-1　治疗条文的朝代分布

朝代	治疗条文的数量
唐朝以前(公元 618 年以前)	7
唐朝和五代(公元 618—960 年)	19
宋金元朝(公元 961—1368 年)	117

续表

朝代	治疗条文的数量
明朝（公元1369—1644年）	382
清朝（公元1645—1911年）	18
民国时期（公元1911—1949年）	3
合计	726

在726条古籍条文中，138条（19%）条文判断为“不是变应性鼻炎”条文，因为它们描述了一些非变应性鼻炎的症状，如发热、头痛、黄/臭鼻涕，或没有信息可供判断。结果有470条（64.7%）条文判断为“可能是变应性鼻炎”条文，有56条（7.7%）条文被定义为“很可能是变应性鼻炎”条文。

1. 病名及症状

（1）“可能是变应性鼻炎”条文

470条“可能是变应性鼻炎”条文来自94部不同著作，其中最大比例的著作（n=52，55.5%）和条文（n=259，55.1%）来自明朝（公元1368—1644年）。《普济方》（公元1406年）的条文量最多，占7.7%（36条）。最早的著作是《难经》（公元220年），最近的著作是张聿青医案（公元1897年）。

没有发现在特定朝代使用特定病名的明显趋势。例如，病名“鼽”首次出现在西晋《针灸甲乙经》（公元282年），到最近的张聿青医案（公元1897年）一直都在使用。在与“鼽”相关的病名中，这个单字病名“鼽”检索到292条条文，“鼻鼽”检索到92条条文，“鼽衄”和“鼽嚏”各检索到8条和1条条文。

在470条古籍条文中，246条（52.3%）条文提到流涕症状，183条（38.9%）条文提到清涕症状，193条（41.1%）条文提到鼻塞症状，46条（9.8%）条文提到喷嚏症状。107条（22.8%）条文描述嗅觉下降，这可能是由鼻塞导致。275条（58.5%）条文介绍了中医方剂或中药疗法，195条（41.5%）条文介绍了针刺、灸法或推拿疗法。

（2）“很可能是变应性鼻炎”条文

在56条“很可能是变应性鼻炎”条文中发现5个病名和症状检索词，分别是清涕（n=50）、鼽（n=17）、鼻鼽（n=12）、喷嚏（n=10）和鼻痒（n=2）。

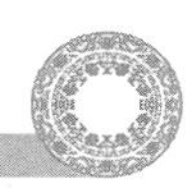

一般认为“鼻鼽”属于变应性鼻炎疾病的范畴。但是，我们分析发现在“很可能是变应性鼻炎”条文库中只有10.7%是由“鼻鼽”检索出来的条文。另一方面，有41条由“鼻鼽”检索出来的条文被判断为“不是变应性鼻炎”条文。这个结果提示在历史上，“鼻鼽”可能不是一直属于变应性鼻炎类病的范畴。尽管病名“鼽”在521条条文中出现，但是只有17条“很可能是变应性鼻炎”条文是由“鼽”检索出来的，其中一条在宋元朝，14条在明朝和一条在清朝。这提示“鼽”或“鼻鼽”的病名在宋元朝之前可能并不属于变应性鼻炎类病的范畴。

其他3个与症状相关的检索词（清涕、喷嚏和鼻痒）检索的条文出现在“很可能是变应性鼻炎”条文库。“鼽嚏”检索的条文并没有进入此条文库。

2. 病因病机

在包含有中医药治疗方法的条文（单纯病因病机的条文已被排除）中，“很可能是变应性鼻炎”条文均没有将疾病发作与接触变应原相关联。这提示在古代中国医家尚未认识到过敏是该病的病因之一。

大部分“很可能是变应性鼻炎”条文以这类疾病的中医病因病机开头，如肺虚感寒、脑冷所致。但是这些病因病机也可能导致普通感冒而非变应性反应。由于缺乏进一步信息，明确区分这两者成为不可能。

在清朝《张氏医通》著作中，明确这类疾病的病因病机是肺脾虚。

3. 代表性条文

在56条“很可能是变应性鼻炎”条文中，最常见的症状描述如“鼻塞，清涕出，脑冷所致”，意思是鼻塞和流清涕是脑部受寒所致，如《证治准绳 · 类方》第八册“鼻 · 鼻鼽”云：“《本事》通草丸治鼻塞，清涕出，脑冷所致”。这些症状可以用多个方剂治疗，包括通草丸、细辛膏、辛夷散和芎䓖丸等，如《证治准绳 · 杂病》第八册“七窍门下 · 鼻 · 鼻鼽”云：“细辛散、《本事》通草丸、《三因》辛夷散、《千金》细辛膏、川椒散、塞鼻柱膏，皆温热之剂，真是脑冷者，乃可用。”

《普济方 · 针灸 · 卷二》的条文“若有鼻不闻香臭。鼻流清涕。眼睑时痒。或欠或嚏。恶寒。其脉必沉。是脉证相应也。或轻手得弦紧者。是阴伏其阳也。虽面赤亦宜之。不可拘于面赤色而禁之也。便有脑痛恶寒者。虽面赤宜灸风府穴。如带遍脑痛。更恶风者。邪在少阳。宜灸风池。兼灸风府。然艾炷不宜大。但如小麦粒。一七壮足矣。若多艾注。大防损目。”介绍了灸法治疗“嗅觉下降、流清涕和眼痒”等症状，认为风寒侵袭是病因，建议灸时选用穴位GB20风池和GV16风府。

另外，很多部著作(《寿世保元》《续名医案录》《薛案辨疏》和《齐氏医案》)均报告了同一个病例。这个病例是“一男子面白鼻流清涕。不闻馨秽。三年矣。用补中益气汤加麦门冬、山栀而愈”。

4. 治疗

分别对以下两类条文库中治疗变应性鼻炎类病的中药和针刺疗法进行分析：“可能是变应性鼻炎”条文库、“很可能是变应性鼻炎”条文库及此条文库治疗单个鼻部症状的条文。

(1)中药治疗

1)“可能是变应性鼻炎”条文库的最常用方剂

在有470条“可能是变应性鼻炎”条文库中，275条条文介绍了中医方剂/中药疗法。纳入的治疗总共有113个中医方剂。最常见方剂见表3-2。在10个最常用方剂中，丽泽通气汤和丽泽通气散虽然名字不同，但是药物组成相同。辛夷散减去辛夷就变成细辛膏，两个方剂都是用中药加猪脂制成塞剂塞入鼻孔。川椒散可口服或局部用(塞鼻孔)。

表3-2 “可能是变应性鼻炎”条文库中最常用方剂

方剂名	药物组成	研究数量(n)
补中益气汤(口服)	黄芪、人参、白术、炙甘草、当归、陈皮、升麻、柴胡、生姜、大枣	11
细辛膏(局部塞鼻用)	细辛、川椒、干姜、川芎、吴茱萸、附子、皂角、桂枝、猪脂	10
辛夷散(局部塞鼻用)	细辛、川椒、干姜、川芎、吴茱萸、辛夷、附子、皂角、桂枝、猪脂	8
丽泽通气汤(散)(口服)	羌活、独活、防风、苍术、升麻、葛根、麻黄、川椒、白芷、黄芪、炙甘草、生姜、大枣、葱白	8
苍耳散(口服)	苍耳子、辛夷、薄荷、白芷	7

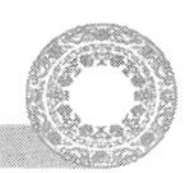

续表

方剂名	药物组成	研究数量(n)
辛夷(局部塞鼻用)	辛夷、麝香	7
川椒散(局部塞鼻用)	川椒、细辛、川芎、生姜、桂枝、附子、吴茱萸、皂角、猪脂	6
川椒散(口服或局部塞鼻用)	川椒、诃子、辣桂(肉桂)、生姜、川芎、细辛、白术	6
细辛散(口服)	党参、前胡、细辛、防风、川芎、炙甘草	6
防风汤(口服)	黄芪、人参、甘草、川芎、麦门冬(麦冬)、防风	6
芎䓖散(局部塞鼻用)	川芎、吴茱萸、细辛、川椒、干姜、皂角、猪脂	5

2)“可能是变应性鼻炎”条文库中最常用中药

在113个中医方剂中，共有267味中药。最常使用的中药总结见表3-3，其中猪脂是最常用中药之一，因为其常用于混合各种药物制成局部制剂。

表3-3　“可能是变应性鼻炎”条文库中最常用中药

中药	学名	条文数量(n=)，占总条文数(n=275)的百分比
细辛	*Asarum Spp.*	111(40.4%)
甘草	*Glycyrrhiza Spp.*	85(30.9%)
姜	*Zingiber officinale* Rosc.	76(27.6%)
白芷	*Angelica dahurica Spp.*	71(25.8%)
川芎	*Ligusticum* chuanxiong Hort.	70(25.5%)
辛夷	*Magnolia Spp.*	70(25.5%)
肉桂	*Cinnamomum cassia* Presl	63(22.9%)
附子	*Aconitum carmichaelii* Debx.	56(20.4%)
防风	*Saposhnikovia divaricata*(Turcz.)Schischk.	54(19.6%)
川椒	*Zanthoxylum Spp.*	50(18.2%)
葱	*Allium fistulosum L.*	46(16.7%)
当归	*Angelica sinensis*(Oliv.)Diels	38(13.8%)

续表

中药	学名	条文数量(n=),占总条文数(n=275)的百分比
白术	*Atractylodes macrocephala* Koidz.	34(12.4%)
猪脂	Pig fat	31(11.3%)
羌活	*Notopterygium Spp.*	31(11.3%)
人参	*Panax ginseng* C. A. Mey.	30(10.9%)
薄荷	*Mentha haplocalyx* Briq.	30(10.9%)
陈皮	*Citrus reticulata* Blanco	30(10.9%)
升麻	*Cimicifuga Spp.*	29(10.5%)
吴茱萸	*Euodia rutaecarpa*(Juss.)Benth.	28(10.2%)

3)"很可能是变应性鼻炎"条文库中最常用方剂

44条"很可能是变应性鼻炎"条文介绍了中药治疗。在这些条文中,共有23个中药方剂。最常见方剂见表3-4。局部用的辛夷散和细辛膏仍在最常用方剂列表中,补中益气汤是最常用的口服中药。辛夷散和细辛膏制成塞鼻栓剂,可能有利于快速减轻鼻部症状。口服补中益气汤的目的是治本,健脾补气。

表3-4 "很可能是变应性鼻炎"条文库中最常用方剂

方剂名	药物组成	条文数量(n)
辛夷散(局部塞鼻用)	细辛、川椒、干姜、川芎、吴茱萸、辛夷、附子、皂角、桂枝、猪脂	6
细辛膏(局部塞鼻用)	细辛、川椒、干姜、川芎、吴茱萸、附子、皂角、桂枝、猪脂	4
补中益气汤(口服)	黄芪、人参、白术、炙甘草、当归、陈皮、升麻、柴胡、生姜、大枣	4

4)"很可能是变应性鼻炎"条文库中最常用中药

在44条介绍中药疗法的"很可能是变应性鼻炎"条文中,共有68味不同

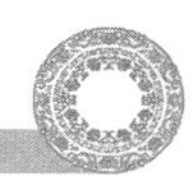

中药。最常用中药见表3-5。

一些药性偏温中药(如细辛、附子、肉桂和姜)出现在常用中药列表的前几名。这反映了当时的临床实践对这类疾病的病因主要关注“寒”。辛夷是最常用中药之一,与目前的临床用药一致。此外,猪脂、蜂蜜、醋和酒在制作局部制剂时常作为溶剂。

表3-5　“很可能是变应性鼻炎”条文库中最常用中药

中药	学名	条文数量(n),占总条文数(n=44)的百分比
细辛	*Asarum Spp.*	30(68.2%)
川芎	*Ligusticum* chuanxiong Hort.	23(52.3%)
附子	*Aconitum carmichaelii* Debx.	22(50.0%)
肉桂	*Cinnamomum cassia* Presl	20(45.5%)
姜	*Zingiber officinale* Rosc.	18(40.9%)
川椒	*Zanthoxylum Spp.*	17(38.6%)
皂角	*Gleditsia sinensis* Lam.	15(34.1%)
猪脂	Pig fat	14(31.8%)
辛夷	*Magnolia Spp.*	14(31.8%)
吴茱萸	*Euodia rutaecarpa*(Juss.)Benth.	13(29.5%)
甘草	*Glycyrrhiza Spp.*	11(25.0%)
人参	*Panax ginseng* C. A. Mey.	7(5.8%)
甘遂	*Euphorbia kansui* T. N. Liou ex T. P. Wang	7(5.8%)
蜂蜜	Honey	7(5.8%)
通草	*Tetrapanax papyrifer*(Hook.)K. Koch	7(5.8%)
当归	*Angelica sinensis*(Oliv.)Diels	6(5.0)
栀子	*Gardenia jasminoides* Ellis	6(5.0)
醋	Vinegar	6(5.0)
陈皮	*Citrus reticulata* Blanco	6(5.0)
白术	*Atractylodes macrocephala* Koidz.	5(4.2%)
酒	Alcohol	5(4.2%)

5)单个症状的最常用中药

根据三个鼻部症状(喷嚏、流涕和鼻塞)出现情况分析“很可能是变应性鼻炎”的条文。发现40条条文提到“流涕”症状,35条条文提到“鼻塞”症状,18条条文描述“喷嚏”症状。有趣的是,治疗“流涕”和“鼻塞”最常用中药一致,分别是:细辛、川芎、附子、肉桂、姜、川椒、皂角、猪脂、辛夷、吴茱萸、通草和甘草。导致这种情况的原因是在此库的大部分条文包括这两个症状,如“治鼻塞脑冷,清涕不已”。治疗“喷嚏”症状的中药有:甘草、细辛、川芎、人参、当归、栀子、白芷、茯苓、荆芥、蒺藜、薄荷和陈皮。详见表3-6。

表3-6 单个症状的最常用中药

流涕		鼻塞		喷嚏	
中药	条文数量(n),占总条文数(n=50)的百分比	中药	条文数量(n),占总条文数(n=35)的百分比	中药	条文数量(n),占总条文数(n=18)的百分比
细辛	29(72.5%)	细辛	28(80.0%)	甘草	7(38.9%)
川芎	22(55.0%)	川芎	22(62.9%)	细辛	5(27.8%)
附子	22(55.0%)	附子	21(60.0%)	川芎	4(22.2%)
肉桂	20(50.0%)	肉桂	20(57.1%)	人参	3(16.7%)
姜	18(45.0%)	姜	17(48.6%)	当归	3(16.7%)
川椒	17(42.5%)	川椒	17(48.6%)	栀子	3(16.7%)
皂角	15(37.5%)	皂角	15(42.9%)	白芷	3(16.7%)
猪脂	14(35.0%)	猪脂	14(40.0%)	茯苓	3(16.7%)
辛夷	14(35.0%)	辛夷	14(40.0%)	荆芥	3(16.7%)
吴茱萸	13(32.5%)	吴茱萸	13(37.1%)	蒺藜	3(16.7%)
通草	7(17.5%)	通草	7(20.0%)	薄荷	3(16.7%)
甘草	7(17.5%)	甘草	7(20.0%)	陈皮	3(16.7%)
甘遂	7(17.5%)	甘遂	7(20.0%)	大黄	2(11.1%)
蜂蜜	7(17.5%)	蜂蜜	7(20.0%)	木香	2(11.1%)
人参	6(15.0%)	人参	6(17.1%)	桔梗	2(11.1%)

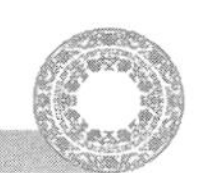

续表

流涕		鼻塞		喷嚏	
中药	条文数量(n),占总条文数(n=50)的百分比	中药	条文数量(n),占总条文数(n=35)的百分比	中药	条文数量(n),占总条文数(n=18)的百分比
醋	6(15.0%)	酒	5(14.3%)	猪脂	2(11.1%)
当归	5(12.5%)	当归	4(11.4%)	白术	2(11.1%)
栀子	5(12.5%)	栀子	4(11.4%)	石膏	2(11.1%)
麦门冬	5(12.5%)	麦门冬	4(11.4%)	芒硝	2(11.1%)
				苍术	2(11.1%)
				连翘	2(11.1%)
酒	5(12.5%)	醋	4(11.4%)	防风	2(11.1%)
				麦门冬	2(11.1%)

(2)针灸治疗

1)"可能是变应性鼻炎"条文中的穴位

"可能是变应性鼻炎"条文库共有195条条文提到针刺相关疗法。在这些条文中,用于针刺或灸法治疗的共有57个不同穴位。常用针刺穴位见表3-7。值得一提的是,大部分穴位经常针刺和灸法都用,分别是:LI20迎香、BL12风门、GV23上星、GV26水沟、LI19口禾髎、GV16风府、GV20百会、LI4合谷和GB18承灵。

表3-7 "可能是变应性鼻炎"条文库最常用穴位

针刺穴位		灸法穴位	
针刺穴位	条文数量(n),占总条文数(n=195)的百分比	灸法穴位	条文数量(n),占总条文数(n=195)的百分比
LI20迎香	34(17.4%)	GV23上星	10(5.1%)
BL12风门	33(16.9%)	GV22囟会	9(4.6%)
GV23上星	31(14.4%)	GV26水沟	6(3.1%)

续表

针刺穴位		灸法穴位	
针刺穴位	条文数量(n),占总条文数(n=195)的百分比	灸法穴位	条文数量(n),占总条文数(n=195)的百分比
GV26 水沟	28(8.2%)	BL12 风门	5(2.6%)
LI19 口禾髎	16(7.2%)	GV16 风府	4(2.1%)
GV16 风府	16(7.2%)	GB18 承灵	3(1.5%)
GV20 百会	14(7.2%)	LI19 口禾髎	3(1.5%)
LI4 合谷	13(6.6%)	LI20 迎香	3(1.5%)
BL4 曲差	10(5.1%)	GB20 风池	2(1.0%)
GB18 承灵	9(4.6%)	LI4 合谷	2(1.0%)
GV24 神庭	9(4.6%)	BL10 天柱	2(1.0%)
GV25 素髎	8(4.1%)	GV20 百会	2(1.0%)
BL7 通天	8(4.1%)	SI2 前谷	2(1.0%)

2)"很可能是变应性鼻炎"条文的穴位

56 条"很可能是变应性鼻炎"条文中,有 12 条记载针刺相关疗法。在这些条文中,共发现 15 个针刺穴位。其中 3 个穴位针刺和灸法都用(GV23 上星、GV16 风府和 GB20 风池),其余 12 个穴位只用于针刺。穴位列表见表 3-8。

表 3-8 "很可能是变应性鼻炎"条文的常用穴位

针刺穴位		灸法穴位	
穴位	条文数量(n),占总条文数(n=12)的百分比	穴位	条文数量(n),占总条文数(n=12)的百分比
BL12 风门	5(41.7%)	没有*	2(16.7%)
GV23 上星	3(25.0%)	单一条文记载的穴位:GV23 上星、GV16 风府和 GB20 风池。	
LI20 迎香	3(25.0%)		

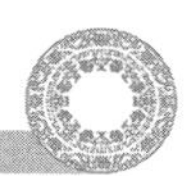

续表

针刺穴位		灸法穴位	
穴位	条文数量(n)，占总条文数(n=12)的百分比	穴位	条文数量(n)，占总条文数(n=12)的百分比
LU9 太渊	2(16.7%)		
BL13 肺俞	2(16.7%)		
单一条文记载的穴位：GB20 风池、GV16 风府、ST36 足三里、GV26 水沟、GV24 神庭、HT7 神门、LI19 口禾髎、GV21 前顶、LI10 手三里、GV20 百会。			

* 两条条文推荐灸法治疗，但是没有选用穴位的建议。

3)单一症状常用穴位

治疗单一症状(流涕、鼻塞和喷嚏)的针刺穴位见表 3-9。这些穴位有相似之处，但三组穴位也有些不同(流涕、鼻塞和喷嚏三组)，当上述三个症状同时出现时建议用 BL12 风门。

表 3-9　治疗单一症状常用穴位

流涕		鼻塞		喷嚏	
针刺穴位	条文数量(n)，占总条文数的百分比	针刺穴位	条文数量(n)，占总条文数的百分比	针刺穴位	条文数量(n)，占总条文数的百分比
BL12 风门	4(33.3%)	GV23 上星	4(33.3%)	LU9 太渊	3(25.0%)
GV23 上星	3(25.0%)	LI20 迎香	3(25.0%)	BL13 风府	2(16.7%)
LU9 太渊	2(16.7%)	BL12 风门	3(25.0%)	BL12 风门	2(16.7%)
BL13 肺俞	2(16.7%)	GV16 风府	2(16.7%)	ST36 足三里	1(8.3%)
LI20 迎香	2(16.7%)	GB20 风池	2(16.7%)	GV23 上星	1(8.3%)
GV16 风府	2(16.7%)	GV26 水沟	1(8.3%)	LI10 手三里	1(8.3%)
GB20 风池	2(16.7%)	GV21 前顶	1(8.3%)	GV24 神庭	1(8.3%)
LI19 口禾髎	1(8.3%)	GV20 百会	1(8.3%)	HT7 神门	1(8.3%)
				BL13 肺俞	1(8.3%)

四、古籍研究小结

《中华医典》古籍检索结果显示：在历史上，没有统一疾病命名与现代医学的变应性鼻炎相对应。因此，从古籍文献中确定治疗变应性鼻炎可能有效的方法基于常见的变应性鼻炎症状。一般认为"鼻鼽"和"鼽嚏"是属于变应性鼻炎类病范畴，我们分析发现由"鼻鼽"检索出来的条文并不是与"变应性鼻炎"高度一致，由"鼽嚏"检索的条文没有出现在"很可能是变应性鼻炎"。事实上，"鼽"首次记载在《吕氏春秋》(公元前 235 年)，它指的是鼻塞症状。东汉许慎的《说文解字》(公元 100—121 年)对这个词的解释是"病寒鼻窒也"。直到金朝，刘完素在《素问玄机原病式》中对"鼽"的定义是"鼻流清涕"。这时"鼽"变成"流清涕"症状的首次记载。在明清朝代，"鼻鼽"变成一个疾病名称，它的主要症状是流清涕。这些概念可见于多部著作，分别是《医学纲目》《赤水玄珠》《证治准绳》《医旨绪余》《外科大成》。因此，在临床实践中，把"鼻鼽"或"鼽"的治疗方法应用到变应性鼻炎治疗需要谨慎。

古籍文献中变应性鼻炎类病的病因主要是肺虚感寒。脾虚只在清朝的变应性鼻炎条文中提及。因此，古籍文献中大多数治疗建议主要针对补肺和祛邪，健脾只在清朝的著作中有描述。除了纳入数据库进行分析的条文外，还检索到一些没有提及任何治疗方法但介绍了变应性鼻炎类病的病因学条文。例如，肺热认为是"鼻鼽"患者鼻塞和流清涕的病因病机《医辨》(公元 1751 年)；肾虚和虚寒认为是导致老人常流清涕的病因《赤水玄珠》(公元 1584 年)。需要补充说明的是，尽管"很可能是变应性鼻炎"条文没有说明肾虚是变应性鼻炎的病因，但具有温阳补肾功效的中药如细辛、附子和肉桂是治疗变应性鼻炎类病最常用中药，由此推测肾阳虚是变应性鼻炎的病因之一。

另外，人们观察到变应性鼻炎类病多发作于春夏季节。《古今医统大全》(公元 1556 年)记载"《金匮真言论》曰：春气者病在头，夏气者病在脏，秋气者病在肩背，冬气者病在四肢。故春善病鼽衄，仲夏善病胸胁，长夏善病洞泻寒中，秋善病风疟，冬善病痹厥。此四时不节而各致其病也，故下云：能节养者皆不病也。"对此现象的解释是，春夏阳气上升，病邪随之上攻头面，故疾病发作。

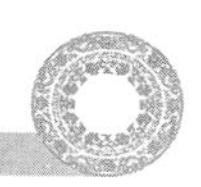

在“可能是变应性鼻炎”条文库和“很可能是变应性鼻炎”条文库中的方剂和中药基本一致。过去使用的方剂和中药与目前临床实践用药很相似。例如，补中益气汤、细辛、辛夷均被目前的教科书和临床实践指南推荐。但是，针对单一症状亚组分析发现：用于治疗“流涕”和“鼻塞”的中药基本一致，用于治疗“喷嚏”与上述中药不同。这些药物中，当出现上述三个鼻部症状时可选用三味中药（细辛、川芎和甘草）。

值得一提的是，中医方剂不但用于口服，而且经常局部使用。局部制剂中，猪脂用于混合所有中药制成药膏塞鼻。使用时用小块棉花包裹药膏后塞入鼻腔，以减轻鼻塞和流涕症状。塞鼻法进入了目前的教科书，但没有被最新临床指南纳入[6]。实际上，局部用药是目前治疗变应性鼻炎的重要方法，我们的研究结果显示这个治疗思路由唐朝中医临床医师发明。

进一步说明的是，古籍文献中提到针刺和灸法，建议选用一些与“风（邪）”相关穴位治疗这个疾病。这反映了该病由风寒侵袭所致。除了与“风（邪）”相关的穴位，也建议使用面部局部穴位。这些治疗方法与目前临床实践一致。此外，这些古籍条文并不经常使用具有补益作用的针刺穴位（如补肺、脾或肾），这提示“风邪”在古代中国变应性鼻炎的病因学中起着更重要的作用。

最后，在“很可能是变应性鼻炎”的条文中未提及接触变应原是该病的致病因素。因此，上述治疗方法中没有考虑到过敏。但是从中医的角度，补肺健脾益肾可能有益于调节免疫系统，这与机体的变态反应相关[13-21]。

参考文献

1. Ma W K. Acupuncture: its place in the history of Chinese medicine[J]. Acupuncture in Medicine, 2000, 18(2): 88-99.

2. White A, Ernst E. A brief history of acupuncture[J]. Rheumatology (Oxford), 2004, 43(5): 662-663.

3. May BH, Lu Y, Lu C, et al. Systematic assessment of the representativeness of published collections of the traditional literature on Chinese medicine[J]. Journal of alternative and complementary medicine, 2013, 19(5): 403-409.

4. May BH, Lu C, Xue CC. Collections of traditional Chinese medical literature as resources for

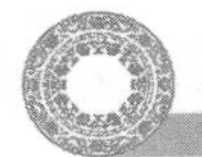

systematic searches[J]. Journal of alternative and complementary medicine, 2012, 18(12): 1101-1107.

5. 国家中医药管理局. 中医病证诊断疗效标准[M]. 南京: 南京大学出版社, 1994.
6. 中华中医药学会. 中医耳鼻咽喉科常见病诊疗指南[M]. 北京: 中国中医药出版社, 2012.
7. 广州中医学院. 中医耳鼻喉科学[M]. 上海: 上海科学技术出版社, 1980.
8. 王德鉴. 中医耳鼻喉科学[M]. 上海: 上海科学技术出版社, 1985.
9. 王德鉴. 中医耳鼻喉科学[M]. 北京: 人民卫生出版社, 1987.
10. 谭敬书. 中医耳鼻咽喉科学[M]. 长沙: 湖南科学技术出版社, 1988.
11. 王士贞. 中医耳鼻咽喉科学[M]. 北京: 中国中医药出版社, 2003.
12. 阮岩. 中医耳鼻咽喉科学[M]. 北京: 人民卫生出版社, 2012.
13. 王大海, 陈建龙, 李定祥, 等. 补肾温肺胶囊调节变应性鼻炎红细胞免疫复合物受体花环率等的影响[J]. 中国中西医结合耳鼻咽喉科杂志, 2008, 16(2): 89-91, 124.
14. 谢芳. 补中益气丸对变应性鼻炎患者鼻黏膜分泌物嗜酸性粒细胞影响的研究[D]. 南宁: 广西中医药大学, 2010.
15. 马华安, 张世中, 严道南. 鼻敏温阳方对肾阳虚证变应性鼻炎大鼠血清 IL-4 的影响[J]. 中国中西医结合耳鼻咽喉科杂志, 2009, 17(1): 10-12.
16. 李国云, 王进军, 胡锡元, 等. 健脾通窍丸对 AR 模型大鼠血清总 IgE、IL-4 含量的影响[J]. 中华中医药学刊, 2011, 29(3): 589-590.
17. 杨占军, 阮岩, 廖榴业, 等. 温肾补阳法对变应性鼻炎患者转录因子 T-bet/GATA-3 表达的影响[J]. 中医临床研究, 2012, 4(8): 6-7, 10.
18. 阮岩, 杨占军, 陈蔚, 等. 温肾补阳法对肾阳虚变应性鼻炎大鼠模型血清 Th1/Th2 细胞因子表达的影响[J]. 中药新药与临床药理, 2006, 17(1): 29-32.
19. 唐月英, 曾屹生, 郑尼娅, 等. 加味四君子汤治疗脾虚型变应性鼻炎的实验研究[J]. 中国中西医结合耳鼻咽喉科杂志, 2009, 17(3): 127-130.
20. 邱宝珊, 王士贞, 钟艳萍. 脏腑虚损与变应性鼻炎关系的探讨[J]. 吉林中医药, 2003, 23(9): 1-2.
21. 李许娜. 中药固本祛风汤治疗变应性鼻炎的临床和实验研究[D]. 广州: 广州中医药大学, 2007.

第四章　临床研究证据评价方法

导语：本章介绍了如何检索和评价中医药治疗变应性鼻炎的临床研究，以及形成临床证据的方法和过程。包括数据库、检索策略、纳入和排除标准、方法学质量评价、数据统计分析、证据汇总方法等。

中医药治疗变应性鼻炎的方法在现代文献和中医古籍有很多记载，并已经进行了广泛研究。本章将介绍评价中医药干预变应性鼻炎临床研究的方法，现将干预措施分类如下，评价其在临床对照试验的疗效和安全性。

- 中药
- 针灸及相关疗法
- 其他中医疗法
- 中医联合疗法

由研究组获取和评估相关临床研究文献［包括随机对照试验（randomised controlled trials，RCTs）、非随机对照试验（non-randomised controlled clinical trials，CCTs）和无对照研究的文献］，研究组人员包括研究人员、西医临床医生、中医临床专家和方法学专家。研究组采用相同评价方法，对随机对照试验和非随机对照试验分别进行了详细评价和描述。无对照研究的证据较难评价，因此仅描述其研究特征、详细干预措施和不良事件。为评价中医干预措施的有效性和安全性，以下回顾和总结本研究预先确定的、与变应性鼻炎有关的结局指标（表4-1）。

表 4-1　变应性鼻炎临床研究预先确定的结局指标

结局指标分类	结局指标	单位；改善方向；范围	最小临床重要差异（MCID）
症状评分	1. 鼻部症状总分（TNSS，所有鼻部症状评分总和）[1]	分；↓；0~12 或 0~16	0.55 分（针对鼻部症状总分 12 分）[2]
	2. 鼻痒评分[1]	分；↓；0~3 或 0~4	不适用
	3. 喷嚏评分[1]	分；↓；0~3 或 0~4	不适用
	4. 鼻塞评分[1]	分；↓；0~3 或 0~4	不适用
	5. 流涕评分[1]	分；↓；0~3 或 0~4	不适用
健康相关生活质量	鼻结膜炎生活质量量表（RQLQ）28 个条目总分或平均分[3]	分；↓；0~168（总分），0~6（平均分）	0.5 分（针对平均分）[4]
总有效率（整体改善≥21%）	变应性鼻炎诊断标准及疗效评定标准[5] 变应性鼻炎的诊治原则和推荐方案[6] 变应性鼻炎诊断和治疗指南[7]	数值；↑；0~100%	不适用
总有效率（基于症状体征严重程度分级）	变应性鼻炎诊断和疗效评定标准[8] 中药新药临床研究指导原则[9]	数值；↑；不适用	不适用
不良事件	不良事件		

经过验证且被国际临床指南推荐变应性鼻炎的结局指标有：鼻部症状评分包括鼻部症状总分（total nasal symptoms scores，TNSS）、四个鼻部症状（鼻痒、喷嚏、鼻塞和流涕）各自评分和国际临床实践指南推荐的与健康相关生活质量的鼻结膜炎生活质量量表（Rhinoconjunctivitis Quality of Life Questionnaire，RQLQ）[1-4]。但是这些国际公认的结局指标在中国并没有被广泛应用。中国的临床研究最常用的结局指标是“总有效率”[5-9]。中国多个临床实践指南评价“总有效率”使用的标准不同。

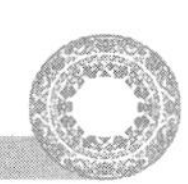

一、检索策略

采用 Cochrane 系统评价手册(Higgins 2004)中的方法检索中英文数据库。英文数据库包括 PubMed、Embase、CINAHL、CENTRAL 和 AMED;中文数据库包括中国生物医学文献数据库(CBM)、中国期刊全文数据库(CNKI)、中文科技期刊数据库(CQVIP)和万方数据库。数据库检索自收录起始时间至 2014 年 5 月的文献,未设任何限定条件。检索词如有对应的主题词则使用主题词检索,同时作为关键词检索。为全面检索文献,每种干预措施的 3 个检索模块间使用“AND”运算符(或不同数据库中相同意义运算符号)连接,在 9 个数据库中各生成 9 种检索式:

1. 中药治疗的综述
2. 中药治疗的随机对照试验(RCT)或非随机对照临床试验(CCT)
3. 中药治疗的无对照临床研究
4. 针灸及相关疗法的综述
5. 针灸及相关疗法的随机对照试验(RCT)或非随机对照试验(CCT)
6. 针灸及相关疗法的无对照临床研究
7. 其他中医疗法的综述
8. 其他中医疗法的随机对照试验(RCT)或非随机对照临床试验(CCT)
9. 其他中医疗法的无对照临床研究

中医综合疗法的研究文献通过上述检索方式确定。除了电子数据库,我们还查阅了检出的系统评价和纳入研究的参考文献部分,以寻找其他相关文献。此外,我们还检索了多个临床试验注册中心,了解正在进行或已完成的临床试验,必要时联系研究人员以获取相关数据。检索的临床试验注册中心有:

1. 澳大利亚新西兰临床试验注册中心(ANZCTR)
2. 中国临床试验注册中心(ChiCTR)
3. 欧盟临床试验注册中心(EU-CTR)
4. 美国临床试验注册网站(ClinicalTrials.gov)

二、纳入标准

- 纳入研究的受试者诊断为变应性鼻炎（又称“过敏性鼻炎”，中医诊断“鼻鼽”），参考《过敏性鼻炎及其对哮喘的影响》指南[10, 11]、《临床实践指南：变应性鼻炎》（由美国耳鼻喉科头颈外科学会制定）[12]、中华耳鼻咽喉头颈外科杂志（曾用期刊名：中华耳鼻咽喉科杂志）发表的一系列变应性鼻炎诊断和疗效评定标准或诊治原则或指南[5-8]、中华中医药学会制定的耳鼻喉科疾病的临床实践指南[13]和国家中医药管理局制定的中医临床诊断和治疗指南[14]。
- 变应性鼻炎的类型包括季节性变应性鼻炎、常年性变应性鼻炎、间歇性变应性鼻炎和持续性变应性鼻炎。纳入研究没有限定变应性鼻炎的类型。
- 纳入研究的变应性鼻炎受试者没有限定年龄。
- 干预措施包括中药、针灸及相关疗法和其他中医疗法。
- 对照组包括安慰剂或假对照、变应性鼻炎国际指南推荐的药物治疗或免疫治疗。
- 研究报告至少有一种指定的结局指标（表 4-1）。

三、排除标准

- 研究没有合适的诊断标准。
- 参试者并发其他呼吸系统疾病（发作期），如哮喘发作期。
- 对照药物不是变应性鼻炎国际指南推荐的药物。
- 若是中西药物综合治疗的研究，干预组的西药治疗和对照组的西药不同。

四、结局指标

纳入研究中“总有效率”主要有两种评价方法：一种是根据在治疗后与治

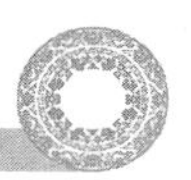

疗前鼻部症状和体征总体评分相比、改善 21%[5] 或 26%[6] 以上（本研究将它们合并为整体改善≥ 21%）认为有效；另一种根据症状和体征严重程度分级（轻度、中度和重度），治疗后改善一级认为有效[8]。考虑到本研究纳入的大多数临床研究只报告"总有效率"，故结局指标采用上述两种"总有效率"评价方法的研究结果都会报告和分析。

五、方法学质量评价

偏倚是导致研究结果偏离真实值的现象，存在于临床试验的每个阶段，主要分为五种：选择性偏倚、实施偏倚、随访偏倚、测量偏倚和报告偏倚。本书采用 Cochrane 协作网偏倚风险评估工具对随机对照试验进行方法学质量评价[15]，具体内容包括以下七个方面：

- 随机序列的产生：详细描述随机分配序列产生的方法，以便评估不同分配组之间是否具有可比性。低风险包括随机时使用随机数字表、计算机统计软件产生随机数字等；高风险则指以奇数 / 偶数，甚至生日或入院日期等非随机序列进行分组。
- 分配方案隐藏：详细描述隐藏随机分配方案的方法，确定干预措施的分配方法在纳入时或研究期间是否被预知。低风险包括中央随机化，密封信封等；高风险包括根据开放的随机序列或出生日期进行分组等。
- 对受试者设盲：描述所有对受试者设盲的方法，此外，必须判断研究提供的盲法细节的有效性。若从细节中可确定对受试者实施了盲法，则判断为低风险；若未设置盲法或盲法设置不当，则判为高风险。
- 对研究人员设盲：描述所有对研究人员设盲的方法，此外，必须判断研究提供的盲法细节的有效性。若从细节中可确定对受试者和试验人员实施了盲法，则判断为低风险；若未设置盲法或盲法设置不当，则判为高风险。
- 对结局评价者设盲：描述所有对结局评价者设盲的方法，此外，必须判断研究提供的盲法细节的有效性。若从细节中可确定对结局评价者实施了盲法，则判断为低风险；若未设置盲法或盲法设置不当，则判为高风险。

- 不完全结局数据：描述每个主要结局指标结果数据的完整性，包括失访、排除分析的数据以及相关的原因。若无缺失数据、缺失数据原因与真实结局不相关、组间缺失均衡或原因相似，则判为低风险；若为不明原因的数据缺失则判为高风险。
- 选择性结局报告：参考研究计划或报告中预先设定的结局指标。如果文章报告了研究方案中设定的结局指标，或报告了所有预先设定的结局指标，则被评为低风险；若没有完整报告研究方案中预先设定的结局指标，或一个/多个主要结局指标不是按预先设定的方案报告，则被评为高风险。

偏倚风险评估分别由两名研究人员独立评价，根据上述内容做出“低风险”“高风险”“不清楚”的判断，若有分歧通过讨论或咨询第三方解决。其中，低风险代表存在偏倚的可能性很小；高风险则代表存在明显的偏倚，可严重削弱我们对研究结果的信心；不清楚表示根据研究提供的信息，不能判断是否存在潜在偏倚，结果可能令人怀疑。

六、统计分析

采用描述性统计方法对纳入研究的中医证候、中药方剂处方、单味药、穴位的频率进行分析。如果有两篇以上研究报告了中医证候，我们则进行频率分析；若两篇以上研究报告了中药方剂处方及单味药，我们则分析使用频率最高的前20种方剂处方及单味药；若两篇以上研究报告了具体穴位，我们则分析出使用频率最高的10个穴位（如果达到10个）。由于数据来源有限，本章节报告的单一中医证候或单个穴位的使用情况仅为读者提供参考。

统计术语将用表格中描述（附录2变应性鼻炎专著术语的“统计术语”部分）。在具有足够数量可比性研究的前提下，基于治疗后和随访期的结局指标数据进行比较中医治疗措施与对照措施疗效的meta分析。二分类变量以相对危险度（RR）及其95%可信区间（CI）表示，连续性变量以均数差（MD）或标准化均数差（SMD）及其95%可信区间（CI）表示。所有纳入研究采用随机效

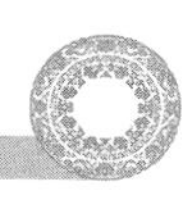

应模型进行分析，这样可为组间差异提供一个相对保守的估计，并对异质性资料进行统计学处理。使用 I^2 统计分析进行异质性检验。所有分析结果同时报告 I^2 与 RR（或 MD、SMD）和 95% CI。I^2 大于 50%，则表明异质性高[15]。为探索潜在异质性的来源，我们对随机系列产生为低风险的研究进行敏感性分析。如条件允许，我们还对对照药物和中药方剂等进行亚组分析。

七、证据汇总

本书参考 GRADE（The Grading of Recommendations Assessment，Development and Evaluation）的证据评价方法评估变应性鼻炎的重要的结局指标的证据质量，GRADE 评价结果以证据总结表（SOF，summary of finding）的形式呈现[16]。

我们成立了一个专家组来评价证据质量，专家组成员包括系统评价专业人员、中医临床医生、中西医结合医生、西医临床医生、方法学家和统计学家。评估内容包括：治疗组重要的干预措施（例如：中药、针灸）、规范的对照措施、重要的结局指标等。每一结局指标证据的质量从以下五个方面进行评价[16]：

- 研究设计的局限性（偏倚风险评估）；
- 结果的不一致性（难以解释的异质性）；
- 证据的间接性（包括研究间的干预措施、人群、对照措施、预期结局是否存在间接性）；
- 不精确性（结果的不确定性）；
- 发表偏倚（选择性发表偏倚）。

上述因素如果有一个出现，则会降低结局指标证据质量相应的等级。此外，GRADE 评价法还有三个增加对效应把握度的升级因素，即：很大的效应量、存在剂量 - 效应关系、可能的混杂因素的效果，但它们多用于观察性研究，例如：队列研究、病例 - 对照研究、自身前后对照研究、时间序列研究等。由于本书仅纳入了 RCT 研究，因此无须评价这些升级因素。“GRADE 证据质量分级”分为四级：

- 高质量：我们非常确信真实的效应值接近效应估计值。
- 中等质量：对效应估计值我们有中等程度的信心：真实值有可能接近估

计值，但仍存在二者很不相同的可能性。

- 低质量：我们对效应估计值的确信程度有限：真实值可能与估计值大不相同。
- 极低质量：我们对效应估计值几乎没有信心：真实值很可能与估计值大不相同。

我们采用了 GRADE 系统，基于可获得的文献证据对变应性鼻炎的重要的结局指标的证据强度和结果进行了汇总。本书呈现的十一个证据总结表包括了变应性鼻炎关键干预措施，六个为中药，五个为针灸及相关疗法，对照组均为规范的西药。由于不同国家和地区中医临床实践实际情况存在较大差异，总结表不包含推荐治疗方案。读者可根据当地医疗情况对证据进行解释。

参考文献

1. Juniper EF, Ståhl E, Doty RL, et al. Clinical outcomes and adverse effect monitoring in allergic rhinitis[J]. Journal of allergy and clinical immunology, 2005, 115(3 Suppl 1), S390-413.
2. Barnes ML, Vaidyanathan PA, Williamson PA, et al. The minimal clinically important difference in allergic rhinitis[J]. Clinical and experimental allergy, 2010, 36(5): 676-684.
3. Juniper EF, Guyatt GH. Development and testing of a new measure of health status for clinical trials in rhinoconjunctivitis[J]. Clinical and experimental allergy, 1991, 21(1): 77-83.
4. Juniper EF, Guyatt GH, Griffith LE, et al. Interpretation of rhinoconjunctivitis quality of life questionnaire data[J]. Journal of allergy and clinical immunology, 1996, 98(4): 843-845.
5. 中华医学会耳鼻咽喉科学分会，中华耳鼻咽喉科杂志编辑委员会. 附：变应性鼻炎诊断标准及疗效评定标准（1997 年修订，海口）[J]. 中华耳鼻咽喉科杂志，1998，33(3): 134-135.
6. 中华耳鼻咽喉中华耳鼻咽喉头颈外科杂志编委会鼻科组，中华医学会耳鼻咽喉头颈外科学分会. 变应性鼻炎的诊治原则和推荐方案（2004 年，兰州）[J]. 中华耳鼻咽喉头颈外科杂志，2005，40(3): 166-167.
7. 中华耳鼻咽喉头颈外科杂志编委会鼻科组，中华医学会耳鼻咽喉头颈外科学分会鼻科学组. 变应性鼻炎诊断和治疗指南（2009 年，武夷山）[J]. 中华耳鼻咽喉头颈外科杂志，2009，44(12): 977-978.
8. 顾之燕. 变应性鼻炎诊断和疗效评定标准 [J]. 中华耳鼻咽喉科杂志，1991，26(3): 134.
9. 郑筱萸. 中药新药临床研究指导原则 [M]. 北京：中国医药科技出版社，2002.

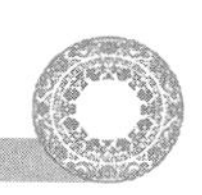

10. Bousquet J, Van Cauwenberge P, Khaltaev N. Allergic rhinitis and its impact on asthma[J]. Journal of allergy and clinical immunology, 2001, 108(5 Suppl): S147-334.

11. Bousquet J, Khaltaev N, Cruz AA, et al. Allergic rhinitis and its impact on asthma(ARIA) 2008 update(in collaboration with the World Health Organization, GA(2)LEN and AllerGen)[J]. Allergy, 2008, 63(Suppl 86): S8-160.

12. Seidman MD, Gurgel RK, Lin SY, et al. Clinical practice guideline: Allergic rhinitis[J]. Otolaryngology-head and neck surgery: official journal of American Academy of Otolaryngology-Head and Neck Surgery, 2015, 152(Suppl 1): S1-43.

13. 中华中医药学会. 中医耳鼻咽喉科常见病诊疗指南[M]. 北京: 中国中医药出版社, 2012.

14. 国家中医药管理局. 中医病证诊断疗效标准[M]: 南京: 南京大学出版社, 1994.

15. Higgins J, Green S. Cochrane Handbook for Systematic Reviews of Interventions Version 5.1.0: The Cochrane Collaboration, 2011. http://www.cochrane-handbook.org.

16. Schünemann H, Brozek J, Guyatt G, et al. GRADE handbook for grading quality of evidence and strength of recommendations[Updated October 2013]. The GRADE Working Group, 2013. http://www.guidelinedevelopment.org/handbook/.

第五章　中药治疗变应性鼻炎的临床研究证据

导语：本章先概述中药治疗变应性鼻炎的现有系统评价；然后分析临床研究文献，评估最新临床研究证据。通过全面检索九个中英文数据库，共检出 8952 条文献题录，根据严格标准筛选，最终纳入 264 篇中药治疗变应性鼻炎的临床研究文献。对随机对照试验和非随机对照试验进行系统评价和 meta 分析，无对照研究进行描述性分析，评价中药治疗变应性鼻炎的疗效和安全性，并总结了纳入文献中使用频率最高的中药，挖掘可能的核心中药。证据显示中药治疗变应性鼻炎具有应用前景，尤其是在改善鼻部症状和总有效率方面。黄芪、防风、辛夷、白术、苍耳子和甘草可能是治疗变应性鼻炎核心中药。

一、现有系统评价

两篇已发表的 meta 分析文献对中药治疗变应性鼻炎的疗效和安全性做了系统评价，其中一篇是中文[1]，另一篇是英文[2]。

阎玥等人（2011）[1] 发表的系统评价评估了 28 个中药治疗变应性鼻炎的临床随机对照试验，包括治疗变应性鼻炎（未分类）的中药方剂、其他中药提取物［如蜂斗菜提取物 Ze 339（Butterbur Extract Ze 339）、葡萄籽提取物］以及植物药。这篇系统评价采用 Jadad 量表评估纳入研究的方法学质量，结果提示中药治疗变应性鼻炎的疗效比安慰剂或西药更有效。但是，大部分纳入的 RCT 文献的研究方法学评估为低质量。Meta 分析唯一结局指标是总有效率。这篇系统评价的主要局限只是根据不同干预措施 / 对照做了亚组分析，而没有根据纳入的 RCT 文献质量。因此无法解释 meta 分析结果和用此结果指导临床实践。这个系统评价还总结了不良反应，得出结论是中药可能导致轻微

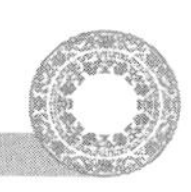

的不良反应，如口干和胃肠道反应。

Wang 等人（2012）[2] 发表了中药治疗持续性变应性鼻炎的疗效和安全性的系统评价。这篇文章纳入 7 个随机对照试验，全部都是比较口服中药与安慰剂的疗效和安全性。主要结局指标是鼻部症状评分和血清总 IgE 的标准化均数差（SMD）的变化。文献方法学质量评估采用 Jadad 量表修改版。Meta 分析发现，与安慰剂相比，中药可降低鼻部症状总分，不能降低总 IgE。

二、临床研究文献特征

中英文数据库检索出 8952 条题录，其中重复题录有 4539 条。对 1514 篇全文进行筛选，1251 篇不符合纳入标准（图 5-1）。根据纳入和排除标准，纳入 169 个随机对照试验、16 个非随机对照试验和 78 个无对照研究（S1-S263）（图 5-1）。总共 19820 受试者参加了这些研究。

大部分研究在中国进行，也有研究在其他国家如澳大利亚（1 个研究）和印度（1 个研究）进行。我们对随机对照试验的证据进行 meta 分析，为中药治疗提供证据。对其他类型研究如非随机对照试验和无对照研究进行总结，但是结果不纳入证据分析。

纳入研究中总共报道了 311 个方剂和 354 味中药。中药用法有口服、局部用或吸入。常见中医类型包括肺气虚（32 个研究）、肺脾两虚（22 个研究）和肺脾肾虚（10 个研究）。最常报道的方剂和中药见表 5-1 和表 5-2，来源于同一植物的药物合并分析，方剂药物组成参考《中医方剂大辞典》，若《中医方剂大辞典》没有列出的方剂，其药物组成参考纳入研究的报告。

表 5-1　所有纳入临床研究中的方剂汇总

最常见方剂	组成	研究数量
玉屏风散加减	防风、黄芪、白术	26
小青龙汤加减	麻黄、芍药、细辛、炙甘草、干姜、桂枝、五味子、半夏	12
苍耳子散加减	苍耳子、辛夷、白芷、川芎、黄芩、薄荷、贝母、淡豆豉、菊花、甘草	10

续表

最常见方剂	组成	研究数量
补中益气汤加减	黄芪、人参、白术、炙甘草、当归、陈皮、升麻、柴胡、生姜、大枣	9
苓桂术甘汤加减	茯苓、桂枝、白术、甘草	6
辛芩颗粒	细辛、黄芩、苍耳子、白芷、荆芥、防风、石菖蒲、白术、桂枝、黄芪	5
温肺止流丹加减	诃子、甘草、桔梗、石首鱼脑骨、荆芥、细辛、人参	4

表 5-2　所有纳入临床研究中的中药汇总

最常用中药	学名	研究数量
辛夷	*Magnolia Spp.*	198
黄芪	*Astragalus membranaceus Spp.*	161
防风	*Saposhnikovia divaricata*(Turcz.)Schischk.	150
白术	*Atractylodes macrocephala* Koidz.	131
甘草	*Glycyrrhiza Spp.*	127
苍耳子	*Xanthium sibiricum* Patr.	126
细辛	*Asarum Spp.*	86
白芷	*Angelica dahurica Spp.*	80
五味子	*Schisandra chinensis*(Turcz.)Baill.	61
桂枝	*Cinnamomum cassia* Presl	51
党参	*Codonopsis Spp.*	49
蝉蜕	*Cryptotympana pustulata* Fabricius	41
乌梅	*Prunus mume*(Sieb.)Sieb. et Zucc.	39
茯苓	*Poria cocos*(Schw.)Wolf	38
荆芥	*Schizonepeta tenuifolia* Briq.	37
地龙	*Pheretima Spp.*	33
当归	*Angelica sinensis*(Oliv.)Diels	32
柴胡	*Bupleurum Spp.*	29
生姜	*Zingiber officinale* Rosc.	25
生/熟地黄	*Rehmannia glutinosa* Libosch.	25
山药	*Dioscorea opposita* Thunb.	16

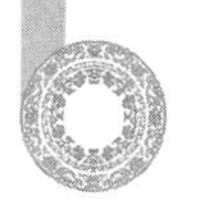

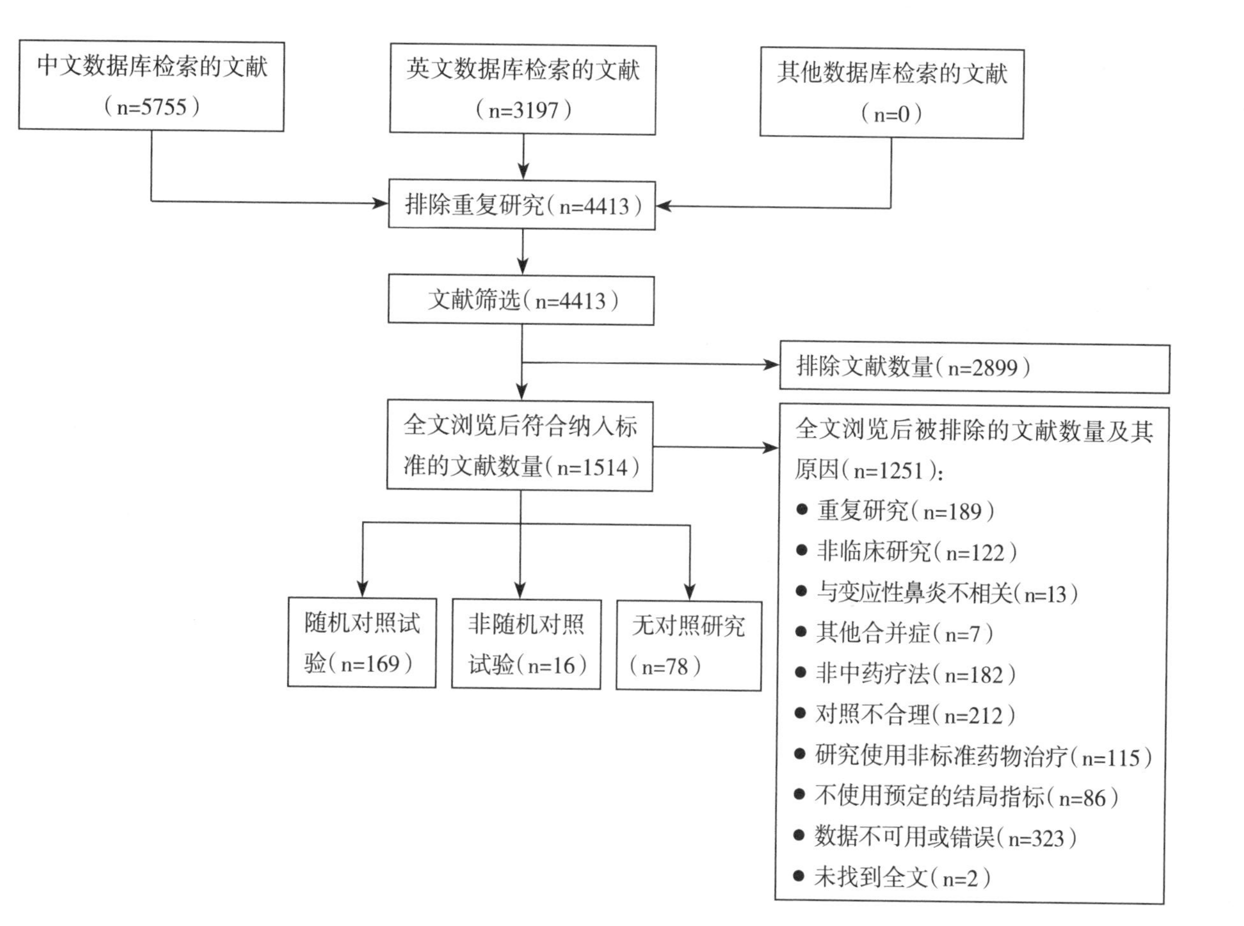

图 5-1　中药治疗变应性鼻炎临床研究文献筛选流程图

三、最新临床研究证据

（一）基于随机对照试验（RCT）的临床证据

1. 基本特征

共有169个临床随机对照试验评价中药治疗变应性鼻炎（S1—S169），其中166个研究用中文发表，3个研究用英文发表（S7，S32，S42）。

纳入的随机对照试验中总共有16 529名受试者参与，报告了性别的研究中有8580人是男性，8587人是女性。10个研究只纳入儿童（年龄小于14岁），73个研究只纳入成人（大于等于18岁），78个研究无年龄限定，8个研究没有报告年龄信息。在169个随机对照试验中，103个研究纳入变应性鼻炎患者（未具体分类），64个研究纳入常年性变应性鼻炎患者，2个研究纳入季节性变应性鼻炎患者（S7，S42）。

中药与安慰剂对照的研究（10个研究）、中药与西药对照研究（99个研究），中药与免疫疗法对照的研究（1个研究），中药联合西药与单独西药对照的研究（59个研究）。大部分中药临床研究是通过口服给药（159个研究），局部给药如滴鼻、喷鼻或鼻腔冲洗（9个研究）、吸入（1个研究）。第二代抗组胺药和鼻用糖皮质激素是最常使用的对照药物。

治疗疗程从2周到3个月不等，72个随机对照试验有30天到1年的随访期。最常报告的中医证型是肺气虚（23个研究）、肺脾两虚（9个研究）、肺脾肾虚（5个研究）。在所有中药随机对照试验中最常用中药是黄芪、防风、辛夷、苍耳子和白术。表5-3是最常报告的方剂，表5-4是20味最常用的中药。

表5-3　随机对照试验中常用方剂

最常用方剂	标准组成	研究数量
玉屏风散加减	防风、黄芪、白术	19
补中益气汤加减	黄芪、人参、白术、炙甘草、当归、陈皮、升麻、柴胡、生姜、大枣	9
小青龙汤加减	麻黄、芍药、细辛、炙甘草、干姜、桂枝、五味子、半夏	6

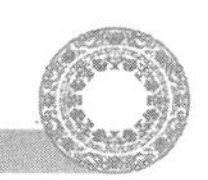

续表

最常用方剂	标准组成	研究数量
辛芩颗粒	细辛、黄芩、苍耳子、白芷、荆芥、防风、石菖蒲、白术、桂枝、黄芪	6
温肺止流丹加减	诃子、甘草、桔梗、石首鱼脑骨、荆芥、细辛、人参	3

表 5-4　随机对照试验中常用中药

常用中药	学名	研究数量
黄芪	*Astragalus membranaceus Spp.*	109
防风	*Saposhnikovia divaricata*(Turcz.)Schischk.	97
辛夷	*Magnolia Spp.*	88
苍耳子	*Xanthium sibiricum* Patr.	86
白术	*Atractylodes macrocephala* Koidz.	86
甘草	*Glycyrrhiza Spp.*	81
白芷	*Angelica dahurica Spp.*	49
细辛	*Asarum Spp.*	48
五味子	*Schisandra chinensis*(Turcz.)Baill.	32
党参	*Codonopsis Spp.*	31
桂枝	*Cinnamomum cassia* Presl	30
茯苓	*Poria cocos*(Schw.)Wolf	29
蝉蜕	*Cryptotympana pustulata* Fabricius	27
乌梅	*Prunus mume*(Sieb.)Sieb. et Zucc.	24
柴胡	*Bupleurum Spp.*	21
地龙	*Pheretima Spp.*	21
桔梗	*Platycodon grandiflorum*(Jacq.)A. DC.	20
当归	*Angelica sinensis*(Oliv.)Diels	18
生/熟地黄	*Rehmannia glutinosa* Libosch.	18
荆芥	*Schizonepeta tenuifolia* Briq.	16

2. 方法学质量

采用 Cochrane 协作网偏倚风险评估工具对随机对照试验的方法学质量进行评价，具体内容包括以下七个方面：

- 随机序列产生：所有研究都描述为“随机”，只有 26 个研究报告了随机序列产生的合适方法，其余研究因随机序列产生的方法不清楚被评为“不明确”。
- 分配方案隐藏：2 个研究报告了合适的分配隐藏方案被评为“低风险”，其他研究因为缺少相关信息被评为“不明确”。
- 对受试者设盲：6 个研究采用了足够措施对受试者设盲被评为“低风险”，其他研究被评为“高风险”。
- 对研究人员设盲：6 个研究采用了“安慰剂”等措施对研究人员设盲被评为“低风险”，其他研究被评为“高风险”。
- 对结局评价者设盲：4 个研究因采用了足够措施对结局评价者设盲被评为“低风险”，其他研究因缺少相关信息被评为“不明确”。
- 不完全数据报告：160 个研究在数据不完全报告方面被评为“低风险”，5 个研究因脱落病例多被评为“高风险”，4 个研究因缺少相关信息被评为“不明确”。
- 选择性报告：2 个研究因为预先设定的结局指标在结果中没有报告被评为“高风险”；其余研究因试验方案不能确定被评为“不清楚”。

没有研究可以避免偏倚，综观所有研究的方法学质量低（表 5-5），结果解释需谨慎。

表 5-5　纳入中药随机对照试验的方法学质量

偏倚风险的维度	低风险 n（%）	风险不明确 n（%）	高风险 n（%）
随机序列产生	26（15.4%）	143（84.6%）	0（0%）
分配方案隐藏	2（1.2%）	167（98.8%）	0（0%）
对受试者设盲	6（3.6%）	0（0%）	163（96.4%）
对研究人员设盲	6（3.6%）	0（0%）	163（96.4%）
对结局评价者设盲	4（2.4%）	165（97.6%）	0（0%）

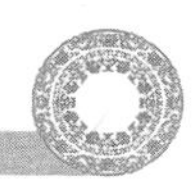

续表

偏倚风险的维度	低风险 n(%)	风险不明确 n(%)	高风险 n(%)
不完全数据报告	160(94.7%)	4(2.4%)	5(2.9%)
选择性报告	0(0%)	167(98.8%)	2(1.2%)

3. 中药治疗变应性鼻炎的疗效

纳入研究最常见的结局指标是“总有效率”。“总有效率”定义有两种：一种是根据临床症状和体征评分整体改善21%或26%(它们合并为症状体征整体改善≥21%)；另一种是基于症状和体征的严重程度不同分级(轻度、中度和重度)(详见第四章)。部分纳入研究也报告症状评分，但并不是所有纳入研究都报告鼻部症状总分和四个鼻部症状评分。只有两个随机对照试验报告了健康相关生活质量。

下面将从鼻部症状评分、鼻结膜炎生活质量量表、特异性IgE、总有效率(含“症状体征整体改善≥21%”和“基于病情严重水平”)四个指标分述中药治疗变应性鼻炎的疗效，包括治疗结束时疗效和随访期疗效(若有研究数据)。

(1)鼻部症状评分

56个纳入研究的结果合并在一起进行meta分析，分成以下四个亚组：中药与安慰剂对照、中药与西药对照、中药联合西药(中西医结合)与单独西药对照和中药联合免疫治疗(中西医结合)与免疫治疗的疗效，其中西药包括第一、二代抗组胺药、鼻用糖皮质激素和其他药物。鼻部症状评分包括鼻部症状总分和四个鼻部症状单独评分。

1)治疗结束时

所有纳入研究报告了四个症状单独评分(0~3分)或者是鼻部症状总分(0~12分)。

当中药与安慰剂对照时，meta分析发现中药降低鼻部症状总分比安慰剂更有效(2个研究，MD：-1.71[-3.55，-0.14]，I^2=61%)，这个结果有统计学意义同时也达到“最小临床重要差异(0.5分)”；鼻痒、喷嚏结果也有统计学意义[鼻痒(3个研究，MD：-0.26[-0.43，-0.09]，I^2=91%)；喷嚏(3个研究，MD：

−0.50[−1.06，−0.06]，I^2=92%)]，但是鼻塞、流涕两个症状结果没有统计学意义（表 5-6）。

当中药与所有西药比较时，发现中药在改善喷嚏（15 个研究，MD：−0.14[−0.23，−0.06]，I^2=87%）和鼻塞（13 个研究，MD：−0.28[−0.38，−0.18]，I^2=75%）方面优于西药，但对于鼻痒和流涕两个症状并不明显。口服中药对第二代抗组胺药物亚组分析结果显示：口服中药治疗喷嚏（14 个研究，MD：−0.15[−0.24，−0.07]，I^2=88%）、和鼻塞（12 个研究，MD：−0.28[−0.39，−0.18]，I^2=77%）比抗组胺药更有效，但异质性高（表 5–6）。

当使用中西医结合疗法时，中药联合西药比单用西药更能有效控制四个单独鼻部症状，分别是：鼻痒（5 个研究，MD：−0.48[−0.91，−0.05]，I^2=97%），喷嚏（6 个研究，MD：−0.34[−0.52，−0.16]，I^2=86%），流涕（6 个研究，MD：−0.55[−0.84，−0.27]，I^2=93%），鼻塞（7 个研究，MD：−0.40[−0.61，−0.18]，I^2=86%）（表 5-6）。我们注意到在西药基础上联合用中药可以提高药物对四个鼻部单独症状的疗效，但是不能改变鼻部症状总分的疗效。这是因为鼻部症状总分和四个单独鼻部症状的结局指标数据由不同的研究报告，因此鼻部症状总分的值不等于四个单独鼻部症状的总和。

中西医结合治疗时，口服中药联合第二代组胺药对单个鼻部症状评分优于单用第二代抗组胺药，分别是：喷嚏（4 个研究，MD：−0.37[−0.68，−0.07]，I^2=89%），流涕（4 个研究，MD：−0.62[−1.12，−0.13]，I^2=94%）和鼻塞（4 个研究，MD：−0.45[−0.81，−0.08]，I^2=87%）（表 5–6）。一个研究（S8）报告治疗结束时鼻部症状总分，中药方剂联合二代组胺药比单用抗组胺药更有效（MD：−1.90[−2.24，−1.56]）。

另外，一个研究（S15）显示在免疫疗法基础上增加辨证中药能明显提高免疫疗法的疗效。另一个研究（S39）显示在改善喷嚏症状方面，中药滴鼻液和皮下免疫治疗的中西医结合方法比单用皮下免疫治疗更有效，对其他鼻部症状的疗效并不如此。但没有 meta 分析证实这些结论。

总的来说，中药与西药（主要是第二代抗组胺药）或安慰剂比较能有效减轻部分鼻部症状；与西药（主要是第二代抗组胺药）比较，中药联合西药的中西医结合疗法对鼻部症状更有效。总共 56 个研究纳入 meta 分析，结果提示

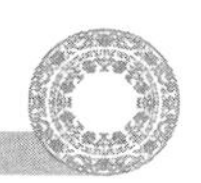

中药能改善鼻部症状评分。对这些疗效可能有贡献的常用中药总结如下：黄芪、防风、辛夷、白术、甘草、苍耳子、党参、白芷、细辛和茯苓。

表 5-6　中药治疗变应性鼻炎的疗效：治疗结束后鼻部症状评分

干预组	对照组	症状评分	研究数量	受试者数量	效应量 / 均数差（[95% 可信区间]）	I^2（%）	纳入研究
所有中药	安慰剂	鼻部症状总分	2	158	−1.71[−3.55，−0.14]*（鼻部症状总分 0~12）	61	S6，S7
		鼻痒	3	244	−0.26[−0.43，−0.09]*	91	S7，S31，S32
		喷嚏	3	244	−0.50[−1.06，−0.06]*	92	S7，S31，S32
		流涕	3	244	−0.57[−1.24，0.10]	89	S7，S31，S32
		鼻塞	3	244	−0.18[−0.38，0.01]	48	S7，S31，S32
所有中药	西药	鼻痒	15	1368	−0.10[−0.23，0.04]	96	S16~S30
		喷嚏	15	1368	−0.14[−0.23，−0.06]*	87	S16~S30
		流涕	13	1107	−0.10[−0.25，0.06]	92	S16~S24 S27~S30
		鼻塞	13	1107	−0.28[−0.38，−0.18]*	75	S16~S24 S27~S30
口服中药方剂	第二代抗组胺药	鼻部症状总分	5	430	−0.77[−1.58，0.04]（鼻部症状总分范围 0~12）	87	S1~S5
		鼻痒	14	1265	−0.09[−0.23，0.05]	96	S16~S29
		喷嚏	14	1265	−0.15[−0.24，−0.07]*	88	S16~S29
		流涕	12	1005	−0.09[−0.26，0.07]	93	S16~S24 S27~S29
		鼻塞	12	1005	−0.28[−0.39，−0.18]*	77	S16~S24 S27~S29

续表

干预组	对照组	症状评分	研究数量	受试者数量	效应量/均数差（[95%可信区间]）	I^2(%)	纳入研究
所有中药联合西药	西药	鼻部症状总分	7	609	0.78[-1.79, 0.24]（鼻部症状总分范围0~12）	99	S8~S14
		鼻痒	5	1306	-0.48[-0.91, -0.05]*	97	S33~S36, S38
		喷嚏	6	1366	-0.34[-0.52, -0.16]*	86	S33~S36, S38, S40
		流涕	6	1366	-0.55[-0.84, -0.27]*	93	S33~S36, S38, S40
		鼻塞	7	1448	-0.40[-0.61, -0.18]*	86	S33~S36, S38, S40, S41
口服中药方剂联合第二代抗组胺药	第二代抗组胺药	鼻痒	4	346	-0.55[-1.17, 0.07]	97	S33~S36
		喷嚏	4	346	-0.37[-0.68, -0.07]*	89	S33~S36
		流涕	4	346	-0.62[-1.12, -0.13]*	94	S33~S36
		鼻塞	4	346	-0.45[-0.81, -0.08]*	87	S33~S36

*有统计学意义

2)随访期

一个随机对照试验（S19）报告6个月后随访四个鼻部症状单独评分，口服中药截敏祛风2号方明显优于第二代抗组胺药西替利嗪（方法学质量低），结果如下：鼻痒（MD：-0.61[-0.86，-0.36]）；喷嚏（MD：-0.59[-0.85，-0.33]）；流涕（MD：-0.76[-0.97，-0.55]）；鼻塞（MD：-0.85[-1.13，-0.57]）。

（2）鼻结膜炎生活质量量表（RQLQ）

一个比较口服中药与安慰剂的随机对照试验报告了鼻结膜炎生活质量量表的总体评分（S7）。治疗结束时发现口服中药比安慰剂有效（MD：-0.52[-0.95，-0.09]），但是4周后随访结果并不如此（MD：-0.34[-0.80，0.12]）。一个比较口服中药与安慰剂随机对照试验（S42）报告了治疗结束时和随访期鼻

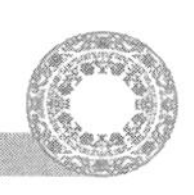

结膜炎生活质量量表七个维度（活动、睡眠、非鼻/眼部症状、实际问题、鼻部症状、眼部症状和情感问题）各自评分。这七个维度的评分发现中药和安慰剂对生活质量的影响无明显差别。

（3）特异性 IgE

两个随机对照试验报告了治疗后特异性 IgE 结果。一个比较中药与氯雷他定随机对照试验（S43）没有提供特异性 IgE 的种类（MD：-9.59[-16.51，-2.67]）。另一个比较中药与安慰剂的随机对照试验（S44）报告了螨虫特异性 IgE（MD：-19.65[-25.32，-13.98]）。这两个研究发现治疗组和对照组的特异性 IgE 有统计学差异；与安慰剂相比，中药更能有效降低螨虫特异性 IgE。目前暂无没有足够的研究进行 meta 分析，也没有研究报告随访期特异性 IgE 的数据。

（4）总有效率（症状体征整体改善≥ 21%）

1）治疗结束时

用总有效率（症状体征整体改善≥ 21%）作结局指标，meta 分析发现中药治疗变应性鼻炎的总有效率是安慰剂的 2.1 倍（6 个研究，RR：2.10[1.54，2.88]，I^2=74%），是药物治疗的 1.11 倍（86 个研究，RR：1.11[1.08，1.14]，I^2=58%）。口服中药治疗变应性鼻炎的总有效率是第二代抗组胺药的 1.09 倍（56 个研究，RR：1.09[1.06，1.13]，I^2=50%）。采用“总有效率”做结局指标的中药治疗变应性鼻炎研究的所有 meta 分析结果见表 5-7。

亚组分析发现口服中药治疗变应性鼻炎的总有效率是安慰剂的 2.84 倍（3 个研究，RR：2.84[1.41，5.70]，I^2=79%），中药鼻腔冲洗的总有效率是生理盐水鼻腔冲洗的 1.73 倍（2 个研究，RR：1.73[1.21，2.47]，I^2=73%）。当把西药分成抗组胺药物、糖皮质鼻用激素和其他药物时，中药并不优于鼻用激素、但优于第二代抗组胺药和其他药物。三个方剂在多个研究中与第二代抗组胺药物比较，结果分别是：玉屏风散加减（5 个研究，RR：1.15[1.08，1.23]，I^2=0%），小青龙汤加减（2 个研究，RR：1.17[0.91，1.52]，I^2=51%），补中益气汤加减（2 个研究，RR：1.40[1.14，1.72]，I^2=0%）。Meta 分析结果显示：玉屏风散加减和补中益气汤加减治疗变应性鼻炎的总有效率分别第二代抗组胺药物的 1.15 倍、1.40 倍。

中药和西药联合治疗变应性鼻炎比单用西药有效，中西医结合疗法总有效率是单用西药的 1.13 倍（42 个研究，RR：1.13[1.11，1.16]，I^2=41%）。根据西药的不同种类进行亚组分析可以看到相似疗效(表5-7)。中药与免疫治疗联合治疗时,中药并没有显效(3个研究,RR:1.21[0.95,1.53],I^2=79%)(表5-7)。

考虑到以下两个因素:① meta分析时发现中度或高度异质性,这个可能由不同疗程、症状严重程度的基线或不同中药方治疗不同证型所致;②基于症状体征整体改善21%的总有效率不是变应性鼻炎国际指南推荐的结局指标,上述结果的解读需谨慎。

共有137个研究纳入meta分析,结果提示中药能提高总有效率(症状体征整体改善≥21%)。我们总结了最常用、对疗效可能有贡献作用的药物,分别是黄芪、防风、辛夷、苍耳子、白术、甘草、白芷、党参、茯苓和五味子。

表5-7 中药治疗变应性鼻炎的疗效:治疗结束时的总有效率(症状体征整体改善≥21%)

干预组	对照组	研究数量	受试者数量	效应量(RR [95% CI])	I^2(%)	纳入研究
所有中药	安慰剂	6	625	2.10[1.54, 2.88]*	74	S6, S31, S45~S48
中药方剂口服	安慰剂	3	337	2.84[1.41, 5.70]*	79	S45~S47
中药鼻腔冲洗	盐水鼻腔冲洗	2	200	1.73[1.21, 2.47]*	73	S6, S31
所有中药	西药	86	8828	1.11[1.08, 1.14]*	58	S2, S4, S16, S17, S20, S22, S23, S24, S27~S30, S43, S49~S120
口服中药方剂	第二代抗组胺药	56	5835	1.09[1.06, 1.13]*	50	S2, S4, S16, S17, S19, S20, S22~S24, S27~S29, S43, S55~S97
中药滴鼻或喷鼻	鼻用糖皮质激素	4	388	1.16[0.98, 1.37]	71	S33, S98~S100
中药方剂口服	其他西药	15	1516	1.15[1.05, 1.26]*	72	S106~S120

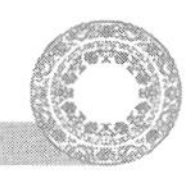

续表

干预组	对照组	研究数量	受试者数量	效应量（RR [95% CI]）	I^2（%）	纳入研究
中药方剂：玉屏风散加减	第二代抗组胺药	5	600	1.15[1.08，1.23]*	0	S2，S58，S73，S81，S96
中药方剂：小青龙汤加减	第二代抗组胺药	2	166	1.17[0.91，1.52]	51	S16，S85
中药方剂：补中益气汤加减	第二代抗组胺药	2	106	1.40[1.14，1.72]*	0	S24，S93
所有中药联合所有西药	所有西药	42	4340	1.13[1.11，1.16]*	41	S10，S34~S37，S40，S41，S50，S86，S121~S153
中药方剂口服联合第二代抗组胺药物	第二代抗组胺药物	19	2289	1.14[1.10，1.18]*	51	S34，S35，S37，S86，S121~S122，S123~S125，S126~S129，S130~S135
中药方剂口服联合鼻用激素	鼻用激素	10	821	1.12[1.05，1.18]*	32	S10，S41，S136~S143
中药方剂口服联合第二代抗组胺药和鼻用激素	第二代抗组胺药和鼻用激素	8	758	1.17[1.10，1.23]*	21	S144~S151
中药方剂口服联合其他西药	其他西药	4	390	1.07[1.00，1.15]*	7	S40，S152~S154

续表

干预组	对照组	研究数量	受试者数量	效应量(RR [95% CI])	I^2(%)	纳入研究
所有中药联合免疫疗法	免疫疗法	3	220	1.21[0.95, 1.53]	79	S15, S39, S154

*有统计学意义

2)随访期

共有 57 个随机对照试验报告了随访期有效率，随访期从 3 个月到 1 年不等。Meta 分析结果发现中药治疗变应性鼻炎的随访期总有效率是西药治疗的 1.63 倍(38 个研究，RR: 1.63[1.43, 1.85], I^2=81%)，中药比所有不同种类西药有效。小青龙汤(3 个研究，RR: 1.28[1.01, 1.62], I^2=17%)和玉屏风散(2 个研究，RR: 1.79[1.36, 2.34], I^2=0%)的长期疗效(采用“总有效率”结局指标)优于第二代抗组胺药物。

此外，中西医结合治疗变应性鼻炎的随访期疗效优于单纯西药(19 个研究，RR: 1.47[1.30, 1.66], I^2=80%)。这些结果证明中药治疗变应性鼻炎有长期疗效。所有中药治疗变应性鼻炎的随访期总有效率的 meta 分析结果见表 5-8。

表 5-8　中药疗效：随访期总有效率(症状体征整体改善≥21%)

干预组	对照组	研究数量	受试者数量	效应值(RR[95% CI])	I^2(%)	纳入的研究
所有中药	西药	38	3688	1.63[1.43, 1.85]*	81	S16, S19, S23, S53, S55, S57~S59, S63, S65, S69~S74, S76, S78~S80, S84~S86, S88, S89, S93, S97, S99, S101, S103, S104, S111~S115, S155, S156

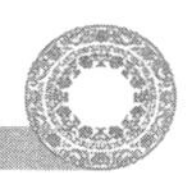

续表

干预组	对照组	研究数量	受试者数量	效应值（RR[95% CI]）	I^2（%）	纳入的研究
口服中药方剂	第二代抗组胺药	27	2541	1.69[1.42, 2.01]*	87	S16, S19, S23, S55, S57~S59, S63, S65, S69~S74, S76, S78~S80, S84~S86, S88, S89, S93, S97, S155
所有中药	第二代抗组胺药+鼻用糖皮质激素	4	263	1.45[1.04, 2.02]*	70	S101, S103, S104, S156
口服中药方剂	其他西药	5	619	1.77[1.45, 2.17]*	0	S111~S115
中药方剂：小青龙汤加减	第二代抗组胺药	3	208	1.28[1.01, 1.62]*	17	S16, S85, S155
玉屏风散加减	第二代抗组胺药	2	172	1.79[1.36, 2.34]*	0	S58, S73
中药加西药	西药	19	3146	1.47[1.30, 1.66]*	80	S34, S38, S86, S121, S126, S130, S131, S135, S138, S139, S143, S144, S145, S146~S148, S150, S151, S157
口服中药方剂联合第二代抗组胺药	第二代抗组胺药	6	1008	1.35[1.17, 1.56]*	45	S34, S86, S121, S126, S130, S131

续表

干预组	对照组	研究数量	受试者数量	效应值（RR[95% CI]）	I^2（%）	纳入的研究
口服中药方剂联合第二代抗组胺药+鼻用糖皮质激素	第二代抗组胺药+鼻用糖皮质激素	8	736	1.67[1.27, 2.19]*	84	S143~S148, S150, S157
口服中药方剂联合鼻用糖皮质激素	鼻用糖皮质激素	3	352	1.55[1.28, 1.86]*	0	S135, S138~S139
口服中药方剂联合其他西药	其他西药	2	1050	1.83[0.60, 5.55]*	89	S38, S151

*有统计学意义

此外，12 个随机对照试验（S16, S23, S57, S59, S65, S76, S79, S85, S88, S89）也报告了随访期复发率（总有效率），12 个研究均报道中药的复发率比对照组更低。因目前复发率的定义尚不明确，我们没有做复发率的 meta 分析。

（5）总有效率（基于病情严重程度）

1）治疗结束时

有些研究基于病情严重程度报告总有效率，meta 分析发现中药治疗变应性鼻炎比安慰剂有效（2 个研究，RR：4.37[0.25, 77.67]，I^2=96%），但异质性大。治疗结束时中西医结合治疗变应性鼻炎的有效率是单用西药 1.29 倍（4 个研究，RR：1.29[1.17, 1.43]，I^2=0%）（表 5-9）。

根据西药分类对随机对照试验进行亚组分析时发现：口服中药并不优于第二代抗组胺药，但中药滴鼻剂（辛夷滴鼻液）的疗效是第二代抗组胺药的 1.13 倍（2 个研究，RR：1.13[1.03, 1.23]，I^2=32%）。口服中药联合第二代抗

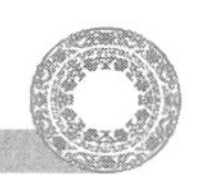

组胺药和鼻用糖皮质激素治疗时，结果提示中西医结合疗法有效（3 个研究，RR：1.30[1.17，1.45]，I^2=0%）（表 5-9）。一个随机对照试验（S165）使用基于病情严重程度总有效率的结局指标，结果显示口服中药方剂与免疫疗法的疗效相同。

共 12 个研究纳入 meta 分析，结果提示中药能改善总有效率（基于病情严重程度）。我们总结了最常用的、对疗效有贡献作用的药物，分别是黄芪、辛夷、白术、防风、苍耳子、党参、茯苓、桂枝、荆芥和桔梗。

表 5-9　中药疗效：治疗结束时的总有效率（基于病情严重程度）

干预组	对照组	研究数量	受试者数量	效应量（RR[95%CI]）	I^2（%）	纳入研究
中药	安慰剂	2	126	4.37[0.25，77.67]*	96	S44，S158
中药	西药	6	674	1.13[0.99，1.30]	73	S159~S164
口服中药方剂	第二代抗组胺药	2	296	1.13[0.98，1.30]	81	S161，S162
辛夷滴鼻液	第二代抗组胺药	2	253	1.13[1.03，1.23]*	32	S161，S162
中药加西药	西药	4	383	1.29[1.17，1.43]*	0	S166~S169
口服中药方剂加第二代抗组胺药和鼻用糖皮质激素	第二代抗组胺药和鼻用糖皮质激素	3	319	1.30[1.17，1.45]*	0	S167~S169

*有统计学意义

但解读和使用结果注意以下两点：① meta 分析时发现中度或高度异质性；②有效率不是变应性鼻炎国际临床实践指南推荐的结局指标。

2）随访期

在报告随访期有效率的研究中，meta 分析发现中药联合二代抗组胺药和鼻用糖皮质激素比单用二代抗组胺药和鼻用糖皮质激素有效（2 个研究，RR：1.69[1.40，2.04]，I^2=0%）（S168，S169）。

4. 主要比较组的GRADE证据质量评价

专家组根据规范的对照措施、重要的结局指标和纳入研究的数量等，选出以下3个主要比较组，采用GRADE系统对总体中药治疗变应性鼻炎的临床研究证据进行总结评价，结果如下：

- 口服中药与第二代抗组胺药比较的证据质量从极低到低（表5-10）。口服中药能改善喷嚏、鼻塞的评分，提高总有效率（症状和体征整体改善≥21%）。中药未能改善鼻部症状总分、鼻痒以及流清涕症状。没有研究报道健康相关生活质量。
- 口服中药联合第二代抗组胺药与单用第二代抗组胺药比较的证据质量极低到低（表5-11）。口服中药改善三个鼻部症状评分（喷嚏、流涕和鼻塞）、鼻部症状总分和提高总有效率。没有研究报告健康相关生活质量。
- 口服中药联合鼻用激素与单用鼻用激素比较的证据质量极低（表5-12）。口服中药未能改善鼻部症状总分和鼻塞症状评分，但能提高总有效率。没有研究报告健康相关生活质量评分或鼻痒、喷嚏和流涕症状评分。

表5-10　口服中药与第二代抗组胺药治疗变应性鼻炎的研究结果总结表

结局指标	受试者数量（研究数量）随访	证据质量（GRADE）	相对效应（95% CI）	预期绝对效应	
				第二代抗组胺药获益	口服中药获益（与第二代抗组胺药比较）
鼻部症状总分	430（5 RCTs）2~4周	⊕⊕○○ 低[1,2]	—	鼻部症状总分的均数是5.45	MD少0.37（少0.8，多0.05）
鼻痒评分	1265（14 RCTs）2~4周	⊕⊕○○ 低[1,2]	—	鼻痒平均分是1	MD少0.09（少0.23，多0.05）
喷嚏评分	1265（14 RCTs）2~4周	⊕⊕○○ 低[1,2]	—	喷嚏平均分是1.08	MD少0.15（少0.24，少0.07）

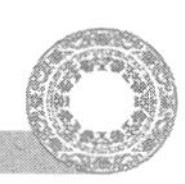

续表

结局指标	受试者数量（研究数量）随访	证据质量（GRADE）	相对效应（95% CI）	预期绝对效应	
				第二代抗组胺药获益	口服中药获益（与第二代抗组胺药比较）
流涕评分	1005（12 RCTs）2~4 周	⊕⊕○○ 低[1,2]	—	流涕的平均分是 1.00	MD 少 0.09（少 0.26，多 0.07）
鼻塞评分	1005（12 RCTs）2~4 周	⊕⊕○○ 低[1,2]	—	鼻塞的平均分是 1.17	MD 少 0.28（少 0.39，少 0.18）
鼻结膜炎生活质量量表总分	0（无 RCT）		—	无	无
总有效率	5835（56 RCTs）中位数 4 周	⊕○○○ 极低	RR 1.09（1.06，1.13）	研究人群	
				每 1000 人有 766 人	每 1000 人多 69 人（多 46 人，多 100 人）
不良事件	6280 61 RCTs	29 个研究报告了不良事件；12 个研究报告没有不良事件。干预组：胃痛（2 例），皮肤反应（2 例），嗜睡和口干（2 例）；对照组：嗜睡乏力（32 例），头痛或头晕（5 例），胃肠痛（6 例），鼻和口干（10 例）。			

1. 所有研究没有盲法
2. 异质性大

参考文献：
鼻部症状总分：S1~S5
鼻痒评分：S16~S29
喷嚏评分：S16~S29
流涕评分：S16~S24，S27~S29
鼻塞评分：S16~S24，S27~S29
总有效率：S2，S4，S16，S17，S19，S20，S22~S24，S27~S29，S43，S55~S97

表 5-11　口服中药 + 第二代抗组胺与第二代抗组胺药治疗变应性鼻炎的研究结果总结表

结局指标	受试者数量（研究数量）随访	证据质量（GRADE）	相对效应（95% CI）	预期绝对效应	
				第二代抗组胺药获益	口服中药和第二代抗组胺药获益（与第二代抗组胺药比较）
鼻部症状总分	134（1 RCT）20天	⊕○○○ 极低[1,2]	—	鼻部症状总分的均数是6.1	MD 少 1.9（少 2.24，少 1.56）
鼻痒评分	346（4 RCTs）4周到6个月	⊕⊕○○ 低[3,4]	—	鼻痒平均分是1.3	MD 少 0.55（少 1.17，多 0.07）
喷嚏评分	346（4 RCTs）4周到6个月	⊕⊕○○ 低[3,4]	—	喷嚏平均分是1.26	MD 少 0.37（少 0.68，少 0.07）
流涕评分	346（4 RCTs）4周到6个月	⊕⊕○○ 低[3,4]	—	流涕平均分是1.34	MD 少 0.62（少 1.12，少 0.13）
鼻塞评分	346（4 RCTs）4周到6个月	⊕⊕○○ 低[2,3]	—	鼻塞平均分是1.75	MD 少 0.45（少 0.81，少 0.08）
鼻结膜炎生活质量量表总分	0（无）		—	无	无
总有效率	2289（19 RCTs）从 10 天到 6 周不等	⊕○○○ 极低[3,4,5]	RR 1.14（1.10，1.18）	研究人群	
				每1000人有803人	每1000人多120人（多72人，多169人）
不良事件	2588（22 RCTs）	10个研究报告了不良事件，七个研究报道没有不良事件。干预组：轻度嗜睡和乏力（2 例）、轻度恶心（1 例）、口干（2 例）；对照组：口干，嗜睡乏力（3 例），皮肤反应（4 例）、恶心呕吐（1 例）、胃痛（1 例）。			

续表

结局指标	受试者数量（研究数量）随访	证据质量（GRADE）	相对效应（95% CI）	预期绝对效应	
				第二代抗组胺药获益	口服中药和第二代抗组胺药获益（与第二代抗组胺药比较）

1. 没有盲法，随机和分配隐藏方案不清楚
2. 小样本量
3. 没有盲法
4. 中度异质性
5. 可能存在发表偏倚

参考文献：
鼻部症状总分：S8
鼻痒评分：S33~S37
喷嚏评分：S33~S37
流涕评分：S33~S37
鼻塞评分：S33~S37
总有效率：S34，S35，S37，S86，S121~S122，S123~S125，S126~S129，S130~S135

表 5-12　口服中药＋鼻用糖皮质激素与鼻用糖皮质激素治疗变应性鼻炎的研究结果总结表

结局指标	受试者数量（研究数量）随访	证据质量（GRADE）	相对效应（95% 可信区间）	预期绝对效应	
				鼻用糖皮质激素获益	口服中药和鼻用糖皮质激素获益（与鼻用糖皮质激素比较）
鼻部症状总分	131（2 RCTs）10 至 14 天	⊕○○○ 极低[1 2]	—	鼻部症状总分的均数 1.81	MD 多 0.03（少 2.54，多 2.60）
鼻痒评分	0（无）		—	无	无
喷嚏评分	0（无）		—	无	无
流涕评分	0（无）		—	无	无

续表

结局指标	受试者数量（研究数量）随访	证据质量（GRADE）	相对效应（95% 可信区间）	预期绝对效应	
				鼻用糖皮质激素获益	口服中药和鼻用糖皮质激素获益（与鼻用糖皮质激素比较）
鼻塞评分	82（1 RCT）7天	⊕○○○ 极低[1 2]	—	鼻塞平均分是 1.2	MD 少 0.17（少 0.47，多 0.13）
鼻结膜炎生活质量量表总分	0（无）		—	无	无
总有效率	821（10 RCTs）中位天数 30 天	⊕○○○ 极低[1 3]	RR 1.09（1.02，1.15）	研究人群	
				每 1000 人有 810 人	每 1000 人多 73 人（多 16 人，多 122 人）
不良事件	835（11RCTs）	六个研究报告了不良事件，四个研究报告没有不良事件，干预组：鼻干（5 例）；对照组：鼻干（29 例）			

1. 缺少盲法，随机化和分配方案隐藏不清楚
2. 小样本量
3. 可能存在发表偏倚

参考文献：
鼻部症状总分：S9，S10
鼻塞症状评分：S41
总有效率：S10，S41，S136~S143

5. 主要方剂的 GRADE 证据质量评价

专家组根据规范的对照措施、重要的结局指标和纳入研究的数量等，选出以下 3 个主要方剂，采用 GRADE 系统对指南提及或有多个研究证实的治疗变应性鼻炎的具体方剂的临床研究证据进行总结，结果如下：

- 玉屏风散与第二代抗组胺药比较的证据质量中等（表 5-13），与第二代抗组胺药相比，玉屏风散提高总有效率。没有研究报告健康相关生活质量或鼻部症状评分。
- 补中益气汤与第二代抗组胺药比较的证据质量低（表 5-14）。补中益气

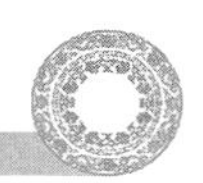

汤在提高总有效率方面优于第二代抗组胺药。没有研究报告健康相关生活质量或鼻部症状评分。

- 小青龙汤与第二代抗组胺药比较的证据质量极低（表 5-15）。小青龙汤在提高总有效率方面，并不优于第二代抗组胺药。没有研究报告健康相关生活质量或鼻部症状评分。

表 5-13　玉屏风散与第二代抗组胺药治疗变应性鼻炎的研究结果总结表

结局指标	受试者数量（研究数量）随访	证据质量（GRADE）	相对效应（95%CI）	预期绝对效应	
				第二代抗组胺药获益	玉屏风散获益（与第二代抗组胺药比较）
鼻部症状总分	0（无）		—	无	无
鼻痒评分	0（无）		—	无	无
喷嚏评分	0（无）		—	无	无
流涕评分	0（无）		—	无	无
鼻塞评分	0（无）		—	无	无
鼻结膜炎生活质量量表总分	0（无）		—	无	无
总有效率	600（5 RCTs）中位天数 28 天	⊕⊕⊕○ 中等[1]	RR 1.15（1.08，1.23）	研究人群	
				每 1000 人有 791 人	每 1000 人多 119 人（多 63 人，多 182 人）
不良事件	600（5RCTs）	没有研究报道不良事件			

1. 缺少盲法

参考文献：

总有效率：S2，S58，S73，S81，S96

表 5-14　补中益气汤与第二代抗组胺药治疗变应性鼻炎的研究结果总结表

结局指标	受试者数量（研究数量）随访	证据质量（GRADE）	相对效应（95% CI）	预期绝对效应	
				第二代抗组胺药获益	补中益气汤获益（与第二代抗组胺药比较）
鼻部症状总分	0（无）		—	无	无
鼻痒评分	0（无）		—	无	无
喷嚏评分	0（无）		—	无	无
流涕评分	0（无）		—	无	无
鼻塞评分	0（无）		—	无	无
鼻结膜炎生活质量量表总分	0（无）		—	无	无
总有效率	106（2 RCTs）中位周期 4 周	⊕⊕○○ 低[1,2]	RR 1.40（1.14，1.72）	研究人群	
				每 1000 人有 660 人	每 1000 人中多 264 人（多 92 人，多 475 人）
不良事件	106 2 RCTs	一个研究报告没有不良事件。干预组：皮肤反应（2 例）；对照组：头痛（3 例），胃肠不适（3 例）。			

1. 缺少盲法
2. 样本量小

参考文献：
总有效率：S24，S93

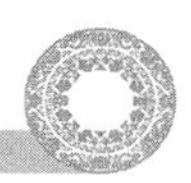

表 5-15　小青龙汤与第二代抗组胺药治疗变应性鼻炎的研究结果总结表

结局指标	受试者数量（研究数量）随访	证据质量（GRADE）	相对效应（95% CI）	预期绝对效应	
				第二代抗组胺药获益	小青龙汤获益（与第二代抗组胺药比较）
鼻部症状总分	0（无）		—	无	无
鼻痒评分	0（无）		—	无	无
喷嚏评分	0（无）		—	无	无
流涕评分	0（无）		—	无	无
鼻塞评分	0（无）		—	无	无
鼻结膜炎生活质量量表总分	0（无）		—	无	无
总有效率	166（2 RCTs）3~6 周	⊕○○○ 极低 [1 2 3]	RR 1.17（0.91，1.52）	研究人群	
				每 1000 人有 735 人	每 1000 人多 125 人（少 66 人，多 382 人）
不良事件	166 2 RCTs	没有研究报告不良事件。			

1. 缺少盲法
2. 中度异质性
3. 样本量小

参考文献：
总有效率：S16，S85

6. 中药治疗变应性鼻炎的安全性

在 110 个中药与安慰剂、西药比较的随机对照试验中，64 个随机对照试验没有报告不良事件的信息，46 个随机对照试验报告了不良事件的结果，内容如下：

- 23 个随机对照试验报告干预组和对照组都没有不良事件；
- 13 个随机对照试验报告中药组没有不良事件，但是对照组有不良事件发生，包括口干（5 个研究）、鼻干（5 个研究）、嗜睡和眩晕（7 个研究）；
- 10 个随机对照试验报告了中药干预组的不良事件，包括轻微胃痛（3 个研究）、轻微头痛（1 个研究）、口鼻干（3 个研究）、轻微皮肤反应（1 个研究）、潮红（1 个研究），鼻痛（1 个研究）；这 10 个随机对照试验也报告了对照组不良事件，包括头痛、恶心腹泻、嗜睡眩晕。对照组不良事件发生例数比中药干预组多。

59 个随机对照试验观察中西医结合疗法（中医疗法采用中药）的疗效，38 个随机对照试验没有报告任何与不良事件相关信息，21 个随机对照试验报告了不良事件，结果如下：

- 12 个随机对照试验报告干预组和对照组均没有不良事件；
- 9 个随机对照试验报告的不良事件包括：轻微恶心腹泻、轻微嗜睡眩晕、鼻干、口干。对照组不良事件发生例数比中西医结合疗法干预组的多。

总的来说，中药安全、耐受性好，中西医结合疗法可能有助于减少一些西药导致的不良事件。

（二）基于非随机对照试验（CCT）的临床证据

1. 基本特征

16 个非随机对照试验评价了中药疗效（S170~S185），它们都用中文发表。

纳入的非随机对照试验中总共有 2275 名受试者。在报告了受试者性别的研究中，共有 1063 名男性，1093 名女性。2 个研究只纳入儿童（14 岁以下），8 个研究只纳入成人（18 岁以上），5 个研究没有限制受试者年龄，1 个研究没有报告年龄信息。在 16 个非随机对照试验中，13 个研究纳入变应性鼻炎患者（未具体分类），3 个研究纳入常年性变应性鼻炎患者。

12 个研究观察中药与西药的疗效，6 个研究观察中西医结合疗法与单独西药的疗效。其中有 2 个研究有 3 个观察组。12 个非随机对照试验的中药用药途径是口服。最常用的对照药物是第二代抗组胺药联合鼻用激素。报告的疗程从 2 周到 2 个月不等。最常报告的中医辨证分型是肺气虚和肺脾气虚。3 个方剂在多个研究中使用（表 5-16）。在中药非随机对照试验中最常用的中

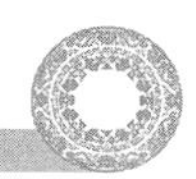

药是：黄芪、辛夷、甘草、桂枝和防风。多个研究最常用的中药列表见表5-17。

表5-16　非随机对照试验的常用方剂汇总

最常用方剂	组成	研究数量
克敏饮	生黄芪、白芍、生地黄、川芎、何首乌、辛夷、荆芥、防风、钩藤、五味子	2
苓桂术甘汤	茯苓、桂枝、白术、甘草	2
小青龙汤加减	麻黄、芍药、细辛、炙甘草、干姜、桂枝、五味子、半夏	2

表5-17　非随机对照试验的中药总结

最常用中药	学名	研究数量
黄芪	*Astragalus membranaceus Spp.*	9
辛夷	*Magnolia Spp.*	8
甘草	*Glycyrrhiza Spp*	8
桂枝	*Cinnamomum cassia* Presl	7
防风	*Saposhnikovia divaricata*(Turcz.)Schischk.	7
白术	*Atractylodes macrocephala* Koidz.	6
细辛	*Asarum Spp.*	6
五味子	*Schisandra chinensis*(Turcz.)Baill.	5
白芷	*Angelica dahurica Spp.*	4
党参	*Codonopsis Spp.*	4
苍耳子	*Xanthium sibiricum* Patr.	3
茯苓	*Poria cocos*(Schw.)Wolf	2
当归	*Angelica sinensis*(Oliv.)Diels	2
生/熟地黄	*Rehmannia glutinosa* Libosch.	2
山药	*Dioscorea opposita* Thunb.	2
荆芥	*Schizonepeta tenuifolia* Briq.	2

2. 中药治疗变应性鼻炎的疗效

（1）鼻部症状评分

治疗结束时

Meta 分析发现：口服中药治疗变应性鼻炎的鼻塞症状优于第二代抗组胺药物（4 个研究，RR：–0.47[–0.81，–0.12]，I^2=85%），但其他鼻部症状结果没有统计学意义（表 5-18）。

表 5-18　中药疗效：治疗结束时鼻部症状评分

症状评分	干预措施	对照	研究数量	受试者数量	效应量（MD[95% CI]）	I^2(%)	纳入研究
鼻痒评分	口服中药方剂	第二代抗组胺药	3	220	0.03[–0.11，0.18]	0	S172，S173，S170
喷嚏评分	口服中药方剂	第二代抗组胺药	4	272	–0.10[–0.43，0.23]	85	S172，S173，S170，S174
流涕评分	口服中药方剂	第二代抗组胺药	4	272	–0.14[–0.47，0.19]	82	S172，S173，S170，S174
鼻塞评分	口服中药方剂	第二代抗组胺药	4	272	–0.47[–0.81，–0.12]*	85	S172，S173，S170，S174

*有统计学意义

（2）总有效率（症状体征整体改善≥21%）

Meta 分析发现：不管是在治疗结束时还是在随访期，中药治疗变应性鼻炎的总有效率并不优于所有的西药或者是第二代抗组胺药（表 5-19）。

表 5-19　中药疗效：治疗结束时总有效率（症状体征整体改善≥21%）

时间点	干预措施	对照组	研究数量	受试者人数	效应量（RR[95% CI]）	I^2(%)	纳入研究
治疗结束时	所有中药	所有西药	11	1388	RR：1.03[0.99，1.07]	0	S170，S172~S181
	口服中药方剂	第二代抗组胺药	9	692	RR：1.04[0.97，1.12]	0	S170，S172~S179
	所有中药联合西药	所有西药	2	90	0.89[0.48，1.63]	84	S171，S182

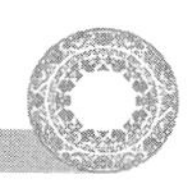

续表

时间点	干预措施	对照组	研究数量	受试者人数	效应量（RR[95% CI]）	I^2(%)	纳入研究
随访期	所有中药	所有西药	3	411	1.27[0.95, 1.68]	74	S171, S182, S183
	口服中药方剂	第二代抗组胺药	2	370	1.48[0.95, 2.30]	57	S177, S184

三个非随机对照试验（S172, S173, S176）在总有效率（症状体征整体改善≥21%）基础上报告了随访期“复发率”。尽管这些研究都报告了中药在降低复发率方面比对照组更有效，但因“复发率”的定义尚不明确，故没有进行meta分析。

3. 中药治疗变应性鼻炎的安全性

四个非随机对照试验报告了不良事件。两个比较中药和西药的研究报告在治疗组和干预组均没有不良事件发生（S181, S170），两个研究报告了中药组轻微不良事件（轻微头痛3例），但是对照组报告了较多的不良事件（11例镇静和眩晕，5例胃痛）（S184, S174）。这些研究得出的结论是：中药是治疗变应性鼻炎的安全方法，其导致的不良事件比西药少。

（三）基于无对照研究的临床证据

共纳入78个中药治疗变应性鼻炎的无对照研究（S186~S263），其中72个研究只观察中药，6个研究观察中西医结合治疗。这些研究共纳入6497人。报告了受试者年龄的研究中，5个研究只纳入儿童，14个研究纳入成人，57个研究纳入成人和儿童。在78个研究中，71个研究纳入变应性鼻炎患者（未分类），7个研究纳入常年性变应性鼻炎患者。

中药干预途径主要是口服，其他途径包括局部用的中药药膏或中药雾化吸入。纳入研究用的中药方剂有多个，其中被多个研究使用三个方剂是：玉屏风散加减（7个研究）、小青龙汤加减（5个研究）、鼻敏合剂（3个研究）（表5-20）。纳入研究的中药方剂总共有115味不同中药。最常用中药是：辛夷、防风、黄芪、甘草、白术和苍耳子等。42个研究报告了中医证型，最常见证型是肺脾肾虚、肺脾虚和肺气虚。3个研究报告了中药轻微不良事件。20种最常用中药见表5-21。

表5-20　无对照研究的最常用方剂总结

最常用方剂	组成	研究数量
玉屏风散加减	防风、黄芪、白术	7
小青龙汤加减	麻黄、芍药、细辛、炙甘草、干姜、桂枝、五味子、半夏	5
鼻敏合剂	附子、桂枝、细辛、黄芪、白术、防风、诃子、甘草	3

表5-21　无对照研究中的常用中药汇总

常用中药	学名	研究数量
辛夷	*Magnolia Spp.*	44
防风	*Saposhnikovia divaricata*(Turcz.)Schischk.	43
黄芪	*Astragalus membranaceus Spp.*	39
甘草	*Glycyrrhiza Spp.*	34
白术	*Atractylodes macrocephala* Koidz.	34
苍耳子	*Xanthium sibiricum* Patr.	33
细辛	*Asarum Spp.*	29
五味子	*Schisandra chinensis*(Turcz.)Baill.	26
白芷	*Angelica dahurica Spp.*	26
蝉蜕	*Cryptotympana pustulata* Fabricius	19
麻黄	*Ephedra Spp.*	15
当归	*Angelica sinensis*(Oliv.)Diels	13
薄荷	*Mentha haplocalyx* Briq.	12
黄芩	*Scutellaria baicalensis* Georgi	12
党参	*Codonopsis Spp.*	11
乌梅	*Prunus mume*(Sieb.)Sieb. et Zucc.	11
川芎	*Ligusticum chuanxiong* Hort.	10
柴胡	*Bupleurum Spp.*	7
茯苓	*Poria cocos*(Schw.)Wolf	7
鹅不食草	*Centipeda minima*(L.)A. Br. et Aschers.	7

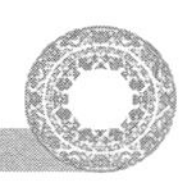

五个无对照研究报告了不良事件。两个研究简单提到“没有明显的不良事件”(S202,S258),三个研究分别报告轻微胃痛(3例)(S243)、欲睡(1例)(S261)和月经不调(1例)(S203)。其他研究没有提供不良事件信息。

四、中药治疗变应性鼻炎的主要研究结果总结

超过200个临床研究评价中药治疗变应性鼻炎的疗效和安全性。整体来说,很少研究报告国际公认的结局指标如鼻部症状总分和健康相关生活质量的鼻结膜炎生活质量量表。大部分研究报告了总有效率(症状体征整体改善≥21%),只有少数随机对照试验评价时采用鼻部症状评分。

Meta分析结果显示中药单独使用或中西医结合疗法均有益于改善鼻部症状。特别是中药与第二代抗组胺药比较时,发现中药单独使用时能改善喷嚏和鼻塞症状,提高总有效率。中西医结合疗法能改善喷嚏、流涕和鼻塞症状。

用总有效率作为结局指标,中药比安慰剂或第二代抗组胺药更有效,中药与西药联合使用的中西医结合疗法也有效。但这个结局指标尚未被很好验证和被国际公认。因为纳入研究只报告了“总有效率”或“复发率”,中药的长期疗效没有证实。报道中药疗效的临床研究证据质量是“低”到“极低”,上述结果解释时需谨慎。大多数随机对照试验设计未实施盲法,可能会夸大中医药有利的疗效。只有不到一半的纳入研究研究者报告不良事件观察,一般认为中药比常规西药疗法导致的不良事件较轻微或较少,研究者对不良事件的重视程度不够。

变应性鼻炎临床研究使用的中药方剂有很多,常用方剂如下:玉屏风散、补中益气汤和小青龙汤。Meta分析发现:用第二代抗组胺药做对照时,玉屏风散和补中益气汤在治疗结束时的总有效率优于第二代抗组胺药,玉屏风散和小青龙汤能提高随访期的总有效率,但是这些研究没有报告鼻部症状评分等结局指标,使这些结果难以被国际同行认可。

所有临床研究出现频率最高的中药有:辛夷、黄芪、防风、白术、甘草、苍耳子和细辛,特别是辛夷。在meta分析结果阳性包含的临床研究中,最常使用的六味中药是:黄芪、防风、辛夷、苍耳子、白术和甘草。分析结果提示上述

中药可能是治疗变应性鼻炎的核心中药。

这些发现与我们在中医古籍的分析结果一致(见第三章),显示从古至今中药治疗变应性鼻炎(或类似疾病)一直使用上述中药。虽然甘草出现频率高可能是因为其在方剂中起着调和诸药的作用,临床前药理实验结果提示甘草有一定的抗过敏作用。

此外,在中医临床实践中,一般是根据患者证型辨证处方。本书纳入的、超过 1/3 临床研究报告了证候信息,但因为这些研究并没有报告不同证候的亚组疗效数据,故很难将疗效与变应性鼻炎的证候分型联系起来(无法证实辨证论治效果更好)。肺气虚、脾气虚、肺脾气虚和肺脾肾虚是纳入研究最常报道的证型,这与现代学术界的认识一致。值得提出的是,少量纳入研究报告肺热证型,这些研究使用中药方剂都是自拟方。根据现代文献的总结(第二章),这个证候可能会出现在变应性鼻炎的急性发作期,需要进一步研究去证实。

(一)总体证据

Meta 分析显示单用中药治疗和中西医结合疗法有益于改善部分鼻部症状。用总有效率作为结局指标,中药治疗变应性鼻炎的比安慰剂更有效。缺乏健康相关生活质量的证据。因为缺乏有效验证的结局指标,中药的长期疗效没有证实。中药导致不良事件很少且轻微,总体认为中药治疗变应性鼻炎是安全的。

(二)临床实践意义

现有证据提示中药是变应性鼻炎患者的有益和安全的治疗选择。中药和西药联合的中西医结合疗法可提高临床疗效,同时可能减少不良事件。临床医生在临床实践中治疗变应性鼻炎,可根据证型选用玉屏风散、补中益气汤和小青龙汤等中药方剂。

参 考 文 献

1. 阎玥,江芳超,李友林. 中药治疗变应性鼻炎随机对照试验的系统评价及 Meta 分析 [J]. 广州中医药大学学报,2011,28(5):480-483.

2. Shijun Wang, Qiaofei Tang, Wei Qian, et al. Meta-analysis of clinical trials on traditional Chinese herbal medicine for treatment of persistent allergic rhinitis[J]. Allergy, 2012, 67(5): 583-592.

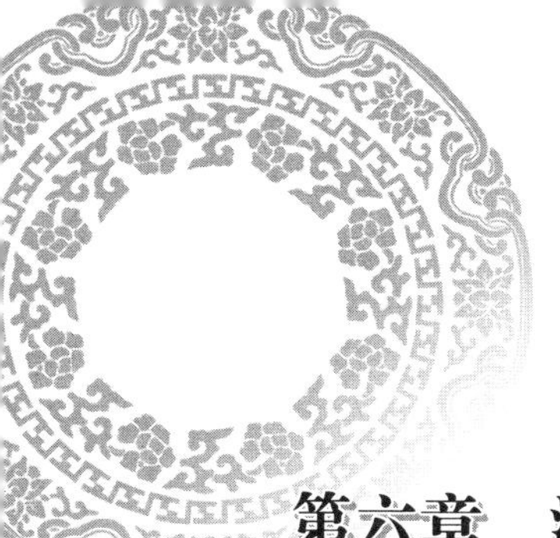

第六章　治疗变应性鼻炎常用中药的药理研究

导语：变应性鼻炎是机体接触变应原后，由 IgE 介导的、由介导因子、多种免疫活性细胞和细胞因子等参与的鼻黏膜变态反应性炎症性疾病。方剂和中药通过它们的活性化合物的一系列反应，发挥治疗作用。本章回顾了临床研究中最常用 10 味中药（表 5-4）的药理研究文献，总结了其药理作用。结果显示这些中药及其化合物有抗变态反应和抗炎作用，为临床研究报道中药治疗变应性鼻炎的疗效提供实验依据，进而解释其可能的作用机制。

一、黄芪

中医用的黄芪的标准品种是豆科植物蒙古黄芪 *Astragalus membranaceus*（Fisch.）Bge. var. *mongholicus*（Bge.）Hsiao 或膜荚黄芪 *Astragalus membranaceus*（Fisch.）Bge.[1]。黄芪化合物包括三萜皂苷、黄酮类、多糖和氨基酸等其他成分[1]。黄芪注射液能使出血性休克大鼠肠黏膜肥大细胞脱颗粒显著减少和降低组胺水平[2]。黄芪注射液抑制变应原诱发气道高反应小鼠的过敏反应，增加 γ- 干扰素（重要免疫反应细胞因子）和减少变应原诱发的与变态反应严重水平相关的白介素 5（IL-5）和白介素 13（IL-13）[3]。黄芪水提取物抑制脂多糖（LPS）刺激小鼠巨噬细胞原始细胞 264.7 产生一氧化氮（NO），呈剂量依赖的方式，这可能与抑制诱导一氧化氮合酶 mRNA 的表达有关[4]。黄芪减少炎症小鼠模型炎症部位的液体和白细胞积聚。它也能降低促炎细胞因子（IL-1β，IL-6 和 TNF-α）和炎症介质（一氧化氮和环氧合酶 -2）产生和 mRNA 表达。此外，黄芪抑制炎症后核转录因子 kppa B（NF-κB）启动基因表达[5]。黄芪在实验研究中显示抗变态反应和抗炎作用[2-5]。

二、防风

防风[伞形科植物防风 *Saposhnikovia divaricata*(Turcz.)Schischk.]包含各种类型的化合物,包括挥发油、色酮、香豆素类、烷烃、炔烃和多糖[1]。防风复合物川白芷内酯通过抑制 NF-κB DNA 结合,减少原始细胞 264.7 的促炎细胞因子,包括肿瘤坏死因子 α(TNF-α)和 IL-6[6]。川白芷内酯呈剂量依赖抑制 mRNA 和蛋白表达酶(诱导一氧化氮合酶、环氧合酶 -2),在炎症过程中扮演着重要角色[6]。防风色酮提取物抑制关节炎大鼠促炎细胞因子(TNF-α、IL-6、IL-1β)的产生和 NF-κB DNA 的结合反应[7]。防风和荆芥在中药处方经常同时出现。防风和荆芥挥发油显著抑制急性肺损伤大鼠 CD54(内皮细胞和免疫系统细胞的蛋白质)和 NF-κB p65(免疫反应基因)的表达,显示抗过敏、抗炎作用[8]。尽管在变应性鼻炎治疗中常用防风,但是现有的防风治疗变应性鼻炎的实验依据有限。然而,上述研究表明防风有抗炎作用,也许可以解释其在治疗变应性鼻炎中经常使用的原因[6-8]。

三、辛夷

辛夷有很多种类,例如木兰科植物望春花 *Magnolia biondii* Pamp.、玉兰 *Magnolia denudata* Desr. 或武当玉兰 *Magnolia sprengeri* Pamp.。辛夷化合物的主要包括挥发油、木酚素、生物碱和黄酮类化合物[1]。复合物 48/80 或抗 2,4- 二硝基苯酚 IgE 诱导大鼠腹腔肥大细胞,辛夷显著抑制、并呈浓度依赖抑制大鼠腹腔肥大细胞的组胺释放[9]。在复合物 48/80 诱导大鼠腹腔肥大细胞中,六种辛夷乙醇提取物呈剂量依赖方式抑制组胺释放[10]。局部应用辛夷抑制化合物 48/80 诱导的大鼠耳肿胀,辛夷也抑制通过抗二硝基苯基免疫球蛋白 E(IgE)诱导的被动皮肤过敏反应,两种都呈浓度依赖的方式[9]。在肥大细胞瘤(肥大细胞肿瘤)小鼠,辛夷诱导线粒体和细胞凋亡蛋白酶依赖的细胞凋亡[11],显示在变应性疾病另一种可能的药理作用。这些体内和体外研究表明,辛夷通过抑制肥大细胞脱颗粒抑制速发型过敏反应[9-11]。

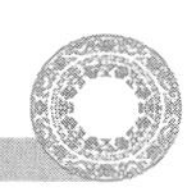

四、苍耳子

苍耳子(菊科植物苍耳子 *Xanthium sibiricum* Patr.)的主要化学成分包括不挥发性油、挥发性油、倍半萜烯、三萜和有机酸[1]。中医常用苍耳子治疗变应性鼻炎,然而有关这味药的实验证据有限。目前可获得的关于苍耳子的实验研究主要关注化合物测定、化合物的发现、细胞毒性和抗菌功能。最近发表的一篇文章报告了苍耳子干预变应原诱发的变应性鼻炎小鼠的研究。这个研究发现使用苍耳子能显著减少小鼠的喷嚏次数,降低血清中组胺、IgE、卵清蛋白特异性 IgE、细胞因子 TNF-α、IL-1β、IL-5 和 IL-6、单核趋化蛋白 1(MCP-1)和巨噬细胞炎性蛋白 -2(MIP-2)的浓度;苍耳子也能抑制鼻中隔黏膜厚度的变化、嗜酸性粒细胞的浸润和 capase-1 的表达。另外,苍耳子抑制 IκB-α 磷酸化、NF-κB 通过佛波醇和钙离子载体(A23187)刺激人肥大细胞系(HMC-1)。这些结果提示苍耳子能减轻卵清蛋白致敏的变应性鼻炎动物模型的变态反应,可作为有潜力的抗变态反应的药物[12]。

五、白术

白术(菊科植物白术 *Atractylodes macrocephala* Koidz.)化合物的主要种类是挥发油、氨基酸[1]。白术内酯Ⅰ和白术内酯Ⅲ呈剂量依赖性的方式降低脂多糖刺激腹膜巨噬细胞后的 TNF-α 和 NO 的产生水平[13]。五种白术化合物(白术内酯Ⅲ、白术内酯Ⅰ、14- 乙酰 12- 异戊烯酰 -2E,8E,10E- 三烯 4,6- 二炔 -1- 醇、14- 乙酰 12- 甲基丁酰 -2E,8E,10E- 三烯 -4,6- 二炔 -1- 醇和 14- 乙酰 -12- 甲基丁酰 -2E,8E,10E- 三烯 -4,6- 二炔 -1- 醇)。这五种白术化合物能显著抑制二甲苯引起的小鼠耳肿胀,显示抗炎作用[14]。卵清蛋白介导的过敏性腹泻小鼠口服白术水提取物可抑制腹泻和 IgE 水平,这与 2 型 T 辅助细胞(Th2)的刺激密切相关[15]。白术内酯Ⅰ显著增加系统性炎症小鼠的存活率,显著减少促炎细胞因子(TNF-α,IL-1β 和 IL-6),并显示保护肝脏和肾脏功能[16]。在炎症和过敏的细胞和动物模型上,白术化合物显示抗变态反应和抗炎作用[13-16]。

六、甘草

中医用甘草的标准品种有：豆科植物甘草 *Glycyrrhiza uralensis* Fisch.、胀果甘草 *Glycyrrhiza inflata* Bat. 或光果甘草 *Glycyrrhiza glabra* L.。甘草含有几族化合物，包括：三萜类皂苷、黄酮类和香豆素衍生物[1]。甘草类黄酮、异甘草素、7，4'- 二羟基黄酮和甘草素显著抑制 Th2 D10 细胞中的细胞因子（IL-4 和 IL-5）产生，存在剂量依赖的方式[17]。这些黄酮类化合物抑制 D10 细胞增殖，显示甘草在细胞水平上抑制过敏反应。变应性哮喘小鼠、复合物甘草查耳酮 A 有效抑制支气管肺泡灌洗液 Th2 细胞因子（IL-4，IL-5 和 IL-13）的增加，并降低血清卵清蛋白 - 特异性 IgE 和 IgG 的水平[18]。甘草查耳酮 A 也显著降低炎性细胞募集的水平，炎性细胞包括嗜酸性粒细胞、中性粒细胞、淋巴细胞和巨噬细胞[18]。另一化合物甘草甜素显示出类似的抗过敏作用。在变应性哮喘小鼠的支气管肺泡灌洗液，它阻止 γ 干扰素水平减少，但可减少细胞因子（IL-4，IL-5）和嗜酸性粒细胞。此外，它降低血清卵清蛋白 - 特异性水平[19]。用化合物 7，4'- 二羟基黄酮治疗变应性哮喘小鼠能显著减轻嗜酸性肺部炎症、血清 IgE 水平、IL-4 和 IL-13 水平，并增加培养的肺细胞中 γ 干扰素的产生[17]。这些研究表明，甘草化合物在体内和体外有抗过敏、抗炎作用[17-19]。

七、白芷

中医用白芷的标准品种有：伞形科植物白芷 *Angelica dahurica*（Fisch. ex Hoffm.）Benth. et Hook. f. 或杭白芷 *Angelica dahurica*（Fisch. ex Hoffm.）Benth. et Hook. f. var. *formosana*（Boiss.）Shan et Yuan。他们的化合物族包括挥发油和呋喃香豆素[1]。白芷化合物欧前胡素通过抑制环氧合酶 -2 的产生，抑制大鼠腹腔巨噬细胞炎性介质前列腺素 E2，显示其抗炎作用[20]。其他呋喃香豆素（比克白芷素、珊瑚菜内酯、异欧前胡素和氧化前胡素甲醚）也显示抑制大鼠腹膜巨噬细胞前列腺素 E2 产生[21]。在骨髓肥大细胞中，欧前胡素和 5- 羟基 -8- 甲氧基补骨脂素通过抑制环氧合酶 -2 作用、抑制炎性介质白三烯 C4 产生和肥

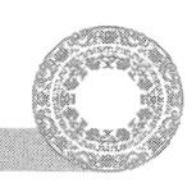

大细胞脱颗粒，显示其抗炎和抗过敏作用[22,23]。这些研究表明白芷有抗变应性反应和抗炎功能，这些证据支持其经常用于变应性鼻炎的治疗[20-23]。

八、细辛

中医用细辛的品种有几种：马兜铃科植物北细辛 *Asarum heterotropoides* Fr. Schmidt var. *mandshuricum*(Maxim.)Kitag.、汉城细辛 *Asarum sieboldii* Miq. var. *seoulense* Nakai 或华细辛 *Asarum sieboldii* Miq.。已知其主要化学成分族是挥发油[1]。细辛提取物(episesaminone，4-((1*S*，3a*R*，4*R*，6a*R*)-4-(benzo[d][1，3]dioxol-5-yl)hexahydrofuro[3，4-c]furan-1-yl)benzene-1，2-diol，epipinoresinol，(1*R*，2*S*，5*R*，6*R*)-50-*O*-methylpluviatilol，piperitol，pluviatilol，(-)-sesamin，and asarinin)通过抑制脂多糖诱导原始 264.7 细胞的炎性介质一氧化氮，显示其显著的抗炎作用[24]。在脂多糖诱导原始 264.7 细胞上，细辛提取物抑制 NF-κB 和丝裂原活化蛋白激酶信号通路，阐明细辛的抗炎作用[25]。在关节炎大鼠，细辛提取物减少大鼠爪子肿胀和显著降低血浆细胞因子(IL-1β、IL-6 和肿瘤坏死因子-α)的表达水平[25]。细辛甲醇提取物显著降低鹿角菜胶诱导的老鼠爪子肿胀，显示抗炎作用[26]。另外，它阻止组胺诱导的豚鼠回肠的收缩，抑制组胺介导的反应[26]。细辛提取物在实验研究中显示抗过敏和抗炎作用[24-26]。

九、五味子

五味子的标准品种包括木兰科植物五味子 *Schisandra chinensis*(Turcz.) Baill. 和 *Schisandra sphenanthera* Rehd. et Wils.。主要化合物包括挥发性成分、木质素化合物、有机酸[1]。在人类肥大细胞系(HMC-1)模型，五味子水提取物抑制化学物诱导的促炎细胞因子(TNF-α、IL-6 和粒细胞-巨噬细胞集落刺激因子)分泌，呈剂量依赖的方式[27]。这说明五味子提取物可以抑制炎症性疾病的肥大细胞激活。在 1-氯-2，4-二硝基氯苯诱导的特异性皮炎小鼠模型，五味子提取物减少搔抓的频率，减少表皮增生和肥大细胞的浸润，降低血清 IgE、IgM 和血清中组胺水平[28]。这些研究说明了五味子抗变态反应的疗效。五味子在细胞和动物模型显示抗炎作用。在脂多糖诱导的原始264.7细胞，五味子乙醇提取物通过抑制诱导一氧化氮合成酶、TNF-α和IL-1β蛋白质及其mRNAs的表达，从而抑制一氧化氮、TNF-α和IL-1β的产生[29]。进一步分析表明，五味子表现出抗炎作用可能通过抑制丝裂原活化蛋白激酶的活化、进而抑制NF-κB依赖的炎症通路的激活[29]。体外和体内实验结果提示五味子化合物α-荜澄茄烯醇酯、五味子内酯甲和α-异荜澄茄烯醇抑制炎性细胞因子的产生[30-33]。这些结果显示在细胞和动物模型五味子的提取物和化合物有抗变态反应和抗炎作用[27-33]。

十、桂枝

桂枝（樟科植物肉桂 *Cinnamomum cassia* Presl）的主要化学成分包括挥发油、有机酸、香豆素和β-谷甾醇。桂枝复合物桂皮醛治疗脂多糖诱导的原始细胞264.7，可显著抑制一氧化氮、肿瘤坏死因子（TNF-α）和前列腺素E2（PGE2）水平，呈浓度依赖的方式[34]。在脂多糖刺激的小胶质细胞模型中，桂枝化合物2'-羟基肉桂醛及其衍生物2'-苯甲酰氧基肉桂醛显著降低一氧化氮和TNF-α的产生和基因表达，减少诱导一氧化氮和细胞因子IL-1β的表达和抑制炎症信号通路[35]。桂枝提取物减轻螨虫变应原诱导的小鼠特异性皮炎的症状和减少皮肤肥大细胞的数量，显示其抗变态反应功能[36]。桂枝提取物还显著降低血清IgE、TNF-α和组胺水平[36]。类似的另一项研究使用桂枝的水溶性成分治疗特异性皮炎大鼠，导致免疫反应大幅减轻40%，减轻耳朵肿胀，矩阵金属蛋白酶-2和白介素-31表达减少，导致皮肤组织中嗜酸性粒细胞的数量下降[37]。肉桂醛降低鹿角菜胶诱导的小鼠爪子水肿和降低血清中促炎介质一氧化氮、TNF-α和前列腺素E2[34]。这些发现支持桂枝化合物抗变态反应和抗炎作用[34-37]。

十一、常用中药的药理作用总结

现有的药理实验研究表明：这10味中药可作用于与变态性反应和炎症相

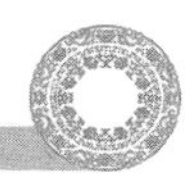

关的生化途径，具有抗变态反应和抗炎作用。这些作用是反映在变应原诱导的细胞和动物模型中，尽管有些作用途径尚不明确。

参 考 文 献

1. Bensky D, Clavey S, Stoger E. Chinese Herbal Medicine Materia Medica[M]. 3rd ed. Seattle, Wash, USA: Eastland Press, 2004.
2. 罗刚健，甘小亮，黑子清，等. 黄芪对失血性休克再灌注肠黏膜肥大细胞活性及肠黏膜炎症反应的影响[J]. 中国中药杂志，2007，(14): 1436-1440.
3. Shen HH , Wang K , Li W , et al. Astragalus Membranaceus prevents airway hyperreactivity in mice related to Th2 response inhibition[J]. Ethnopharmacol, 2008, 116(2): 363-369.
4. Lee YS, Han OK, Park CW, et al. Pro-inflammatory cytokine gene expression and nitric oxide regulation of aqueous extracted Astragali radix in RAW 264. 7 macrophage cells[J]. Ethnopharmacol, 2005, 100(3): 289-294.
5. Ryu M, Kim E, Chun MS, et al. Astragali Radix elicits anti-inflammation via activation of MKP-1, concomitant with attenuation of p38 and Erk[J]. Ethnopharmacol, 2008, 115(2): 184-193.
6. Khan S, Shin EM, Choi RJ, et al. Suppression of LPS-induced inflammatory and NF-kappaB responses by anomalin in RAW 264. 7 macrophages[J]. Cell Biochem, 2011, 112(8): 2179-2188.
7. Kong X, Liu C, Zhang C, et al. The suppressive effects of Saposhnikovia divaricata (Fangfeng) chromone extract on rheumatoid arthritis via inhibition of nuclear factor-kappaB and mitogen activated proteinkinases activation on collagen-induced arthritis model[J]. Ethnopharmacol, 2013, 148(3): 842-850.
8. 葛卫红，郭建友，沈映君，等. 荆防挥发油对炎症相关因子表达和调节的影响[J]. 中国中药杂志，2007，(17): 1777-1779.
9. Kim HM, Jin-Mu YI, Lim KS. Magnoliae flos inhibits mast cell-dependent immediate-type allergic reactions[J]. Pharmacological Research, 1999, 39(2): 107-111.
10. Shen Y, Pang EC, Xue CC, et al. Inhibitions of mast cell-derived histamine release by different Flos Magnoliae species in rat peritoneal mast cells[J]. Phytomedicine, 2008, 15(10): 808-814.
11. Kim GC, Lee SG, Park BS, et al. Magnoliae flos induces apoptosis of RBL-2H3 cells via mitochondria and caspase[J]. International archives of allergy and immunology, 2003, 131(2): 101-110.
12. Gwak NG, Kim EY, Lee B, et al. Xanthii Fructus inhibits allergic response in the ovalbumin-sensitized mouse allergic rhinitis model[J]. Pharmacognosy magazine, 2015, 11(Suppl 2): S352-361.
13. Li C, He LC, Jin J. Atractylenolide I and atractylenolide III inhibit Lipopolysaccharide-induced TNF-alpha and NO production in macrophages[J]. Phytother research, 2007, 21(4): 347-353.

14. Dong H, He L, Huang M, et al. Anti-inflammatory components isolated from Atractylodes macrocephala Koidz[J]. Natural product letters, 2008, 22(16): 1418-1427.

15. Kim SH, Jung HN, Lee KY, et al. Suppression of Th2-type immune response-mediated allergic diarrhea following oral administration of traditional Korean medicine: Atractylodes macrocephala Koidz[J]. Immunopharmacol immunotoxicol, 2005, 27(2): 331-343.

16. Wang A, Xiao Z, Zhou L, et al. The protective effect of atractylenolide I on systemic inflammation in the mouse model of sepsis created by cecal ligation and puncture[J]. Pharmaceutical biology, 2016, 54(1): 1-5.

17. Yang N, Patil S, Zhuge J, et al. Glycyrrhiza uralensis flavonoids present in anti-asthma formula, ASHMI, inhibit memory Th2 responses in vitro and in vivo[J]. Phytother research, 2013, 27(9): 1381-1391.

18. Chu X, Jiang L, Wei M, et al. Attenuation of allergic airway inflammation in a murine model of asthma by Licochalcone A[J]. Immunopharmacol immunotoxicol, 2013, 35(6): 653-661.

19. Ram A, Mabalirajan U, Das M, et al. Glycyrrhizin alleviates experimental allergic asthma in mice[J]. International immunopharmacology, 2006, 6(9): 1468-1477.

20. Hong J, Shin KH, Lim SS, et al. Lead compounds for anti-inflammatory drugs isolated from the plants of the traditional oriental medicine in Korea[J]. Inflammation & allergy drug targets, 2008, 7(3): 195-202.

21. Hyun Seung B, Soon Sung L, Katsuya S, et al. Inhibitory effects of furanocoumarins isolated from the roots of Angelica dahurica on prostaglandin E2 production[J]. Planta Medica, 2003, 69(5): 408-412.

22. Moon TC, Jin M , Son JK, et al. The effects of isoimperatorin isolated from Angelicae dahuricae on cyclooxygenase-2 and 5-lipoxygenase in mouse bone marrow-derived mast cells[J]. Archives of pharmacal research, 2008, 31(2): 210-215.

23. Hua JM, Moon TC, Hong TG, et al. 5-Methoxy-8-(2-hydroxy-3-buthoxy-3-methylbutyloxy)-psoralen isolated from Angelica dahurica inhibits cyclooxygenase-2 and 5-lipoxygenase in mouse bone marrow-derived mast cells[J]. Archives of pharmacal research, 2008, 31(5): 617-621.

24. Huang J, Wang HQ, Zhang C, et al. A new tetrahydrofuran-type lignan with anti-inflammatory activity from Asarum heterotropoides Fr. Schmidt var. Mandshuricum[J]. Asian Natural product letters, 2014, 16(4): 387-392.

25. Zhang W, Zhang J, Zhang M, et al. Protective effect of extract in rats with adjuvant arthritis[J]. Experimental and therapeutic medicine, 2014, 8(5): 1638-1642.

26. Kim SJ, Gao Zhang C, Taek Lim J. Mechanism of anti-nociceptive effects of Asarum sieboldii

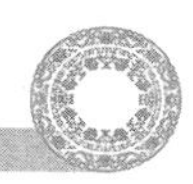

Miq. radix: potential role of bradykinin, histamine and opioid receptor-mediated pathways[J]. Ethnopharmacol, 2003, 88(1): 5-9.

27. Kang OH, Chae HS, Choi JH, et al. Effects of the Schisandra fructus water extract on cytokine release from a human mast cell line[J]. Journal of medicinal food, 2006, 9(4): 480-486.

28. Kang YH, Shin HM. Inhibitory effects of Schizandra chinensis extract on atopic dermatitis in NC/Nga mice[J]. Immunopharmacol immunotoxicol, 2012, 34(2): 292-298.

29. Kang YS, Han MH, Hong SH, et al. Anti-inflammatory Effects of Schisandra chinensis(Turcz.) Baill Fruit Through the Inactivation of Nuclear Factor-kappaB and Mitogen-activated Protein Kinases Signaling Pathways in Lipopolysaccharide-stimulated Murine Macrophages[J]. Journal of cancer prevention, 2014, 19(4): 279-287.

30. Kang S, Lee KP, Park SJ, et al. Identification of a novel anti-inflammatory compound, alpha-cubebenoate from Schisandra chinensis[J]. Ethnopharmacol, 2014, 153(1): 242-249.

31. Bae H, Kim R, Kim Y, et al. Effects of Schisandra chinensis Baillon (Schizandraceae) on lipopolysaccharide induced lung inflammation in mice[J]. Ethnopharmacol, 2012, 142(1): 41-47.

32. Ci X, Ren R, Xu K, et al. Schisantherin A exhibits anti-inflammatory properties by down-regulating NF-kappaB and MAPK signaling pathways in lipopolysaccharide-treated RAW 264.7 cells[J]. Inflammation, 2010, 33(2): 126-136.

33. Lee SK. Therapeutic effects of alpha-iso-cubebenol, a natural compound isolated from the Schisandra chinensis fruit, against sepsis[J]. Biochemical and biophysical research communications, 2012, 427(3): 547-552.

34. Liao JC, Deng JS, Chiu CS, et al. Anti-Inflammatory Activities of Cinnamomum cassia Constituents In Vitro and In Vivo[J]. Evidence-based complementray and alternative medicine, 2012, 2012: 429320.

35. Hwang H, Jeon H, Ock J, et al. 2'-Hydroxycinnamaldehyde targets low-density lipoprotein receptor-related protein-1 to inhibit lipopolysaccharide-induced microglial activation[J]. Neuroimmunol, 2011, 230(1-2): 52-64.

36. Sung YY, Yoon T, Jang JY, et al. Inhibitory effects of Cinnamomum cassia extract on atopic dermatitis -like skin lesions induced by mite antigen in NC/Nga mice[J]. Ethnopharmacol, 2011, 133(2): 621-628.

37. Shin, Kim, Heo, et al. Cinnamomum cassia bark produced by solid-state fermentation with Phellinus baumii has the potential to alleviate atopic dermatitis-related symptoms[J]. International journal of molecular medicine, 2015, 35(1): 187-194.

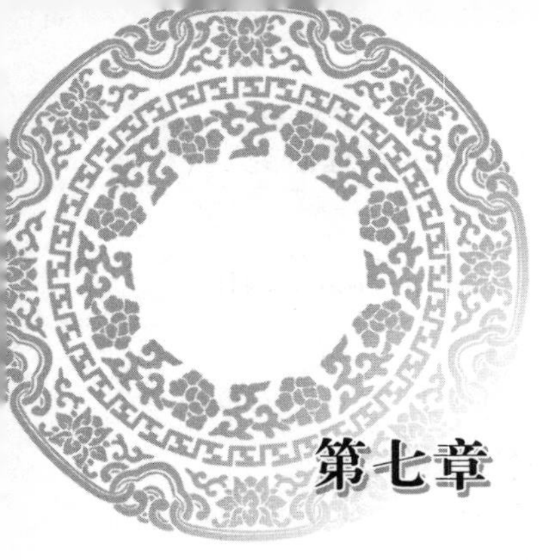

第七章 针灸及相关疗法治疗变应性鼻炎的临床研究证据

导语：本章先概述针灸及相关疗法治疗变应性鼻炎的现有系统评价；然后分析临床研究文献，评估最新临床研究证据。通过全面检索九个中英文数据库，共检出 8952 条文献题录。根据严格标准筛选，最终纳入 107 篇针灸及相关疗法治疗变应性鼻炎的临床研究文献。对随机对照试验和非随机对照试验进行系统评价和 meta 分析，无对照研究进行描述性分析，评价针灸及相关疗法治疗变应性鼻炎的疗效和安全性，并总结了纳入研究中各种针灸及相关疗法最常用穴位。结果显示：针刺、穴位敷贴、穴位注射和灸法均可改善变应性鼻炎的症状，但较少研究报告国际公认的结局指标。

广义针灸包括一系列通过刺激穴位纠正能量失衡、从而恢复身体健康的疗法。刺激穴位的方法包括：

- 针刺：将针灸针刺入穴位。
- 耳压法：使用一定压力作用于耳部穴位。
- 穴位敷贴：将中药敷贴在穴位。
- 穴位注射：将治疗药物（包括西药、中药、维生素或生理盐水）注入穴位。
- 艾灸：将燃烧的中药（通常用艾蒿）靠近皮肤，以产生温热感。
- 埋线：将羊肠线等埋藏到皮下。
- 经皮电刺激：通过导电垫将经皮电流应用到穴位。
- 耳针法：针刺位于耳部穴位。
- 电针：在针刺的针上加电刺激。

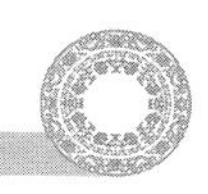

这些疗法大多根源久远，但也有几种是上世纪才出现的新技术，包括耳针疗法、电针、经皮电刺激和穴位注射。

一、现有系统评价

已有四篇已发表的中文 meta 分析文献[1-4]和六篇已发表的英文系统评价文献[5-10]对变应性鼻炎的针灸及相关疗法的疗效和安全性做了综合评价。

肖丽（2009）[1]系统评价了针刺和常规药物治疗（包括中成药和西药）的随机对照试验。这篇系统评价纳入 2002 年至 2008 年间的 11 个随机对照试验。干预措施方面，8 个研究使用针刺、2 个研究使用电针和 1 个研究使用针刺和灸法，对照组药物分别是第二代抗组胺药、第二代抗组胺药加鼻用激素和中成药。结局指标是治愈率（4 个研究）和有效率（7 个研究）。这篇系统评价发现：针刺的治愈率是常规药物疗法的 1.86 倍（RR：1.86，[1.51，2.29，I^2=9.3%]），针刺疗法的有效率是常规药物疗法的 1.58 倍（RR：1.58，[1.32，1.89]，I^2=0%）。但是，偏倚风险评估显示纳入随机对照试验文献的方法学质量整体偏低，因此这个结果解释需谨慎。

赵铭辉（2010）[2]纳入 11 个针刺及相关疗法治疗变应性鼻炎的随机对照试验和非随机对照试验。11 个研究的干预措施有针刺、电针、针刺加中药和针刺及拔罐；药物对照组用药包括第一、二代抗组胺药物、鼻用激素、肥大细胞稳定剂和中成药等。有效率是所有纳入研究报告的唯一结局指标。治疗疗程从 1 周到 6 周不等。这些研究都没有报告随访情况。Meta 分析显针刺疗法的疗效是药物疗法的 1.23 倍（RR：1.23，[1.14，1.33]，I^2=58.2%）。所有纳入研究的结局指标不是经过验证的结局指标，并且根据随机化、分配隐藏和盲法评估，纳入研究的方法学质量低。

李昕蓉（2013）[3]评价了 8 个针刺的随机对照试验和非随机对照临床研究。其中 4 个研究将针刺和假针刺进行比较，2 个研究比较针刺和药物，另 2 个研究评价作为联合疗法的针刺。结局指标包括鼻部症状评分、鼻炎生活质量量表、有效率、药物使用评分、血清 IgE 和鼻分泌物 / 血嗜酸性粒细胞计数等。Jadad 评分用于评估纳入研究的方法学质量。Meta 分析显示针刺比假针刺更有效。总结了纳入研究的针刺穴位，发现 LI 20 迎香、EX-HN3 印堂、ST36 足三里是最常用穴位。5 个研究报道了针刺轻微不良反应，但是这篇系统评价没有详细报告不良反应。方法学质量评估发现 5 个英文发表的研究质量高(因报告结局指标不同未能进行系统分析)，3 个中文发表的研究质量低。

申昕(2013)[4] 评估了三伏贴治疗变应性鼻炎的随机对照试验。这篇系统评价纳入 8 个中文发表的随机对照试验。4 个研究比较三伏贴和药物疗法，4 个研究观察三伏贴作为药物、药物和脱敏的联合疗法的疗效。所有纳入研究报告的唯一结局指标是“有效率”。没有研究使用合适的分配隐藏方法和盲法。Meta 分析发现三伏贴比药物治疗有效，作为联合疗法有效。但是因为纳入研究对不良反应没有足够报道，这篇系统评价不能充分评估三伏贴的不良反应。

Feng 等人(2015)[5] 纳入 13 个在 1980 到 2013 年发表的针刺治疗变应性鼻炎的随机对照试验。检索范围包括三个英文数据库和一个中文数据库。对照组包括没有治疗、假针刺和药物。结局指标包括鼻部症状评分、救急药物评分、健康相关生活质量评分(RQLQ 或 SF36)、总 IgE 和不良事件。结果发现针刺能减少鼻部症状评分、药物评分和降低总 IgE 水平；对 RQLQ 进行敏感性分析，结果显示针刺治疗变应性鼻炎有益。8 个研究报告了轻微不良事件，没有报告严重不良事件。Cochrane 风险偏倚工具评估方法学质量，大多数评估结果是低到中等风险。作者特别说明纳入研究的针刺治疗方案的不一致性和缺乏标准评分方法是这篇系统评价的潜在局限性。

Lee 等人[6] 检索了 17 个电子数据库和灰色文献，筛查针刺治疗变应性鼻炎的随机对照试验。纳入 12 个研究，针刺的对照有：无治疗、安慰剂 / 假针刺、常规治疗或药物治疗。治疗疗程从 1 次到 3 个月不等。系统评价的作者没有报告结局指标，但是纳入研究报告了症状评分、药物使用、RQLQ、IgE 和细胞因子。结果发现针刺与假针刺或药物比较，能改善常年性变应性鼻炎患者的鼻部症状评分，但是对季节性变应性鼻炎没有益处。方法学质量评估采用 Jadad 评分修改版，纳入研究的平均质量是中等。作者总结说纳入研究太少以致很难得出结论。

一篇系统评价文献评价了埋线疗法治疗变应性鼻炎的疗效[7]。作者检索

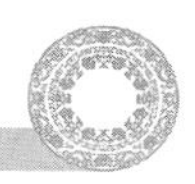

了6个数据库和中国临床试验注册网，最终确定一个随机对照试验符合纳入标准。该研究比较埋线与灸法，报告了症状体征评分。结果发现：埋线疗法与灸法比较能减少症状体征评分，没有不良事件。虽然用了合适的方法把受试者分配到不同组别，但是这个研究因为无分配隐藏和盲法被评估为高偏倚风险。埋线疗法治疗变应性鼻炎没有足够的证据。

Roberts等人[8]的系统评价文献是关于针刺治疗变应性鼻炎，该文献共纳入7个随机对照试验，所有研究都采用针刺治疗，对照组是假针刺或针刺安慰剂。该文献报道了两个常用的结局指标：症状严重程度的视觉模拟评分和血清IgE水平。对上述两个结局指标进行了meta分析，但结果显示针刺并不有益于变应性鼻炎。纳入研究的方法学质量低，7个研究中有5个研究的Jadad评分为低质量。

Zhang等人[9]评价了耳针和耳压法治疗变应性鼻炎的随机对照试验，纳入5篇随机和半随机研究。对照组包括没有治疗、假针刺或针刺安慰剂、有效针刺、中药或常规治疗。治疗周期从5到30次不等。最常用结局指标是“有效率”（计算患者接受治疗后改善的百分率），其他结局指标包括总IgE、IL-4和γ-干扰素（IFN-γ）。研究数据无法合并进行meta分析。单个研究的结果显示耳压比中药更有效，治疗结束时与体针和抗组胺药比较，疗效没有统计学意义；但是在随访期比抗组胺药更有效。没有报告与治疗相关的不良事件。方法学质量采用Jadad表评估，结果显示纳入研究的质量低。

近期一篇关于穴位敷贴的系统评价纳入20个随机对照试验[10]，所有研究单用穴位敷贴治疗或将其作为中西医结合疗法的一部分。对照组包括安慰剂、药物和免疫疗法。纳入研究报告的主要结局指标是复发率、症状体征改善程度、健康相关生活质量（RQLQ），次要结局指标是生物学指标和不良事件。单用穴位敷贴治疗比安慰剂更有效，穴位敷贴联合药物的中西医结合疗法在症状体征整体改善方面比药物更有效。在改善健康相关生活质量方面，穴位敷贴比安慰剂更有效。不管是单用还是中西医结合应用，穴位敷贴的复发率低。大部分研究被评估为高偏倚风险，因此该系统评价的结果解释需谨慎。

二、临床研究文献特征

在中英文文献数据库共检索到4413条目录，阅读全文筛选排除后共纳入107个研究（图7-1），其中61个随机对照试验，10个非随机对照试验和36个非对照研究，所有研究共纳入16133名受试者。

大多数研究报告纳入的受试者诊断为变应性鼻炎（58个研究）。变应性鼻炎分类包括：持续性变应性鼻炎（17个研究）、常年性变应性鼻炎（11个研究）、变应性鼻炎（没有具体分类）（10个研究）、季节性变应性鼻炎（6个研究）、既有常年性又有季节性变应性鼻炎（4个研究）、间歇性变应性鼻炎（1个研究）。73个研究同时包含儿童和成人，22个研究只纳入成人，3个研究只纳入儿童。

97个研究在中国实施，10个研究在其他国家（包括澳大利亚、德国、瑞典、英国，其中一个多中心研究在中国和韩国实施）。随机对照试验和非随机对照的证据用于评价针刺相关疗法疗效和安全性，非对照研究的结果进行描述。

纳入研究中采用一系列干预措施，包括针刺、穴位注射、耳压法、埋线、激光针刺、灸法和穴位敷贴，其中一些研究用两种或两种以上的联合疗法。22个研究报告了中医证型，其中多个研究报告了多个证型，最常报告的中医证型是脾气虚（9个研究）、肺气虚（8个研究）和肺虚感寒（8个研究）。最常报告的穴位是BL13肺俞（53个研究）、LI20迎香（49个研究）、BL23肾俞（38个研究）、ST36足三里（35个研究）、GV14大椎（35个研究）、BL20脾俞（28个研究）、EX-HN3印堂（28个研究）、LI4合谷（25个研究）、BL12风门（24个研究）和BL43膏肓（21个研究）。

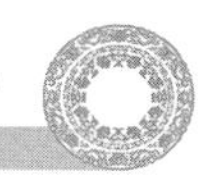

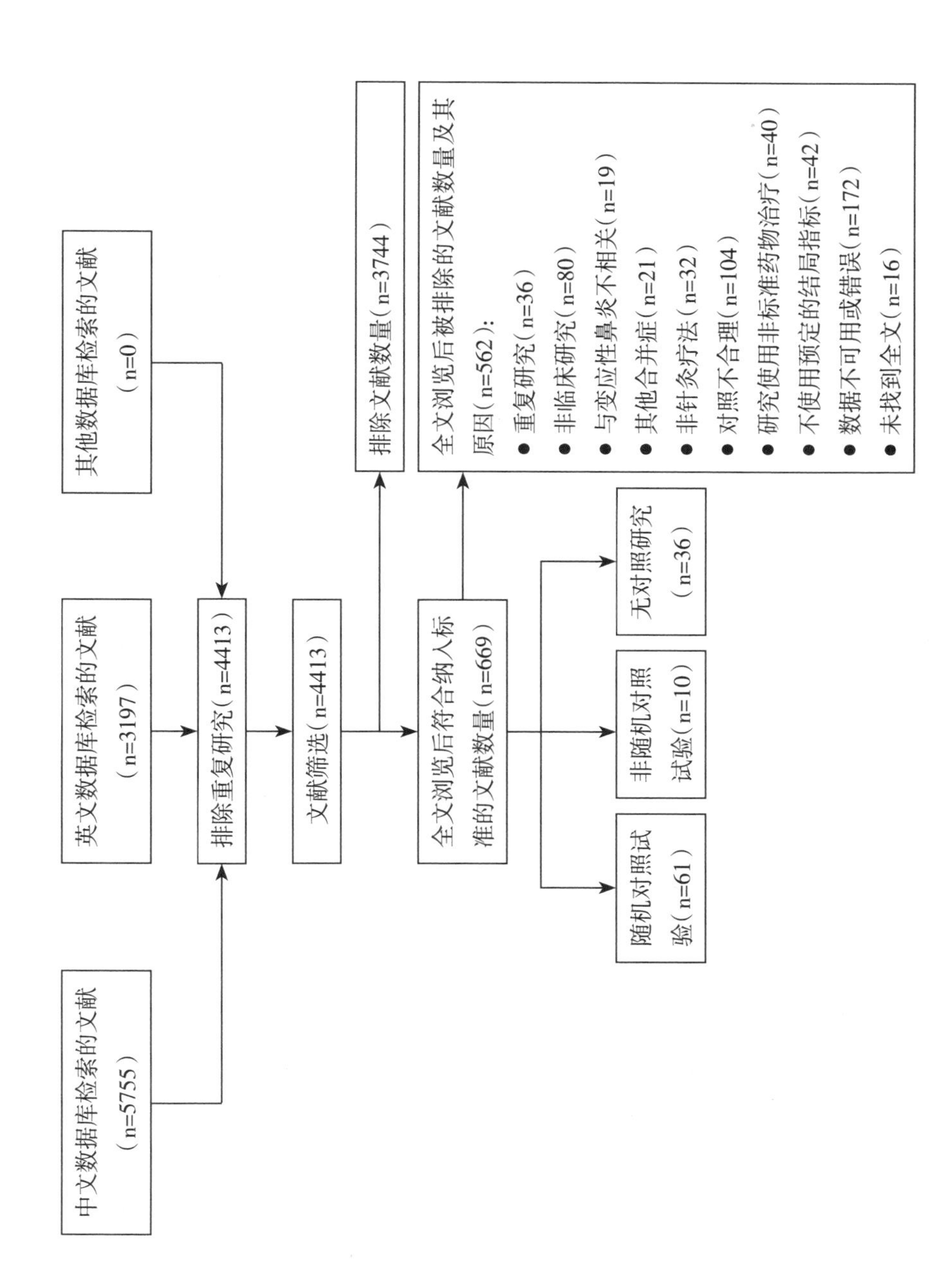

图 7-1　针灸及相关疗法治疗变应性鼻炎临床研究文献筛选流程图

三、最新临床研究证据

（一）基于随机对照试验（RCT）的临床证据

1. 基本特征

61 个随机对照试验评价针灸及相关疗法，纳入超过 8482 名受试者。28 个研究纳入变应性鼻炎患者，10 个研究纳入的是常年性变应性鼻炎患者，6 个研究纳入的是季节性变应性鼻炎患者，6 个研究纳入的是持续性变应性鼻炎患者，2 个研究纳入的变应性鼻炎患者未分类，纳入间歇性变应性鼻炎和鼻鼽（变应性鼻炎的中医病名）患者的研究各 1 个。

40 个研究纳入儿童和成人，14 个研究只纳入成人，3 个研究只纳入儿童。受试者年龄从 3 岁到 72 岁不等，变应性鼻炎的病程从 3 个月到 43 年不等。男性比女性多，分别是 3631 人和 3279 人（一些研究只报告完成研究的受试者性别）。疗程从一次到 6 年（纳入研究在夏季和冬季 30 天内 3 次治疗，连续 3 年）。

本章评价了包括针刺、耳压法、穴位注射法、埋线疗法、激光针灸、灸法和穴位敷贴疗法在内的多种针灸及相关疗法，其中有 7 个研究评价的是上述多种针灸及相关疗法的联合疗效。对照组包括抗组胺药、鼻用激素、变应原特异性免疫疗法和安慰剂。16 个随机对照试验报告了中医证型，最常报告的证型是脾气虚（8 个研究）、肺气虚（7 个研究）和肺虚感寒（6 个研究）。最常使用的穴位与本章纳入的所有临床研究的常用穴位相似，分别是 LI20 迎香（32 个研究）、BL13 肺俞（27 个研究）、BL23 肾俞（22 个研究）、ST36 足三里（21 个研究）、EX-HN3 印堂（21 个研究）、BL20 脾俞（18 个研究）、LI4 合谷（17 个研究）、GV14 大椎（16 个研究）、BL43 膏肓（14 个研究）和 BL12 风门（13 个研究）。

2. 方法学质量

采用 Cochrane 协作网偏倚风险评估工具对随机对照试验进行方法学质量评价，具体内容包括以下七个方面：

- 随机序列产生：18 个研究（29.5%）报告了合适的随机系列产生方法，剩下的评估为“不清楚”。
- 分配方案隐藏：7 个研究报告了合适的随机隐藏方法（11.5%）。

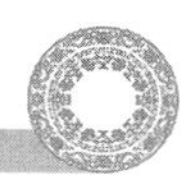

- 对受试者设盲：8 个研究（13.1%）采用了盲法比较针刺与假针刺，故评估为“低风险”；一个研究（1.6%）因为细节不够评估为“不清楚”，而 52 个研究（85.3%）因为研究没采用盲法被评估为“高风险”。
- 对研究者设盲：3 个研究（4.9%）因为对研究者设盲被评估为“低风险”，其中一个研究是使用安慰剂，一个研究是因为提醒治疗师怎样进行治疗以减少偏倚，另一个研究虽没有对治疗师设盲、但治疗方法不太可能影响结果。
- 对结局评价者设盲：51 个研究（83.6%）被评估为“高风险”，原因是采用“总有效率”作为主要结局指标是主观评价的结局指标，7 个研究（11.7%）因说明了结局评价者对研究分组不清楚，因此被评为“低风险”；另外 3 个研究（4.9%）没有提供足够细节。
- 不完全数据报告：53 个研究（86.9%）因为有完整数据进行分析或用合适的方法解释缺失数据被评估为“低风险”；5 个研究评估为高风险，因为不能很好解释缺失数据；3 个研究偏倚风险定性为“不清楚”。
- 选择性报告：除了一个研究评估为“高风险”，其他研究因不能找到试验方案被评估为“不清楚”。

综上所述，本节纳入研究的方法学质量参差不齐，很多研究没有报告设计细节导致不能评价潜在偏倚，纳入研究的整体方法学质量偏低，结果解释需谨慎（表 7-1）。

表 7-1　针灸及相关疗法纳入的随机对照试验的方法学质量

偏倚维度	低风险 n（%）	不清楚 n（%）	高风险 n（%）
随机序列产生	18（29.5%）	43（70.5%）	0（0%）
分配方案隐藏	7（11.5%）	54（88.5%）	0（0%）
对受试者设盲	8（13.1%）	1（1.6%）	52（85.3%）
对研究人员设盲	3（4.9%）	0（0%）	58（95.1%）
对结局评价者设盲	7（11.5%）	3（4.9%）	51（83.6%）
不完全数据报告	53（86.9%）	3（4.9%）	5（8.2%）
选择性报告	0（0%）	60（98.4%）	1（1.6%）

3. 针灸及相关疗法治疗变应性鼻炎的疗效

（1）针刺

1）基本特征

24个随机对照试验纳入3571名受试者，评价针刺治疗变应性鼻炎的疗效和安全性（S264~S286，S381）。16个研究在中国大陆完成（S267~S274，S277~S281，S283，S286，S381），在德国（S264，S265）和澳大利亚（S284，S285）完成的各有2个，在瑞典（S275）、韩国（S266）、中国香港（S276）和英国（S282）完成的研究各1个。

一个研究使用针刺联合灸法和穴位敷贴（S274），另一个研究使用针刺联合穴位敷贴（S381），其他研究只使用针刺疗法。一个研究使用针刺联合西药的中西医结合疗法（S265）。对照组包括假针刺（S265，S266，S275，S276，S282，S284，S285）和药物疗法（S264~S265，S267~S274，S277~S281，S283，S286，S381）。六个研究报告了中医证型（S267，S269，S270，S274，S284，S285），其中三个研究报告了多个证型。最常描述的证型是脾气虚和肺气虚（各有4个研究）、肾气虚（3个研究），最常报告的穴位是LI20迎香穴（22个研究）、EX-HN3印堂（15个研究）、LI4合谷（11个研究）、ST36足三里（11个研究）、GB20风池（6个研究）、BL13肺俞（6个研究）、BL20脾俞（5个研究）和BL23肾俞（5个研究）。疗程从10天（S269）到3个月（S286）不等，治疗次数从5次（S269）到30次（S286）（中位数是12次）。治疗最常采用的频次是每周3次。

2）针刺的疗效

①鼻部症状总分

5个研究报告了鼻部症状总分（S266，S279，S280，S281，S285）。根据对照组干预措施合并数据进行meta分析（表7-2）。由于评价指标采用不同记分方法，标准化均数差（SMD）用于比较针刺与药物治疗变应性鼻炎的疗效。治疗结束时针刺与空白对照、第二代抗组胺药比较均无统计学意义。两组数据的异质性高，因为方法学质量评估为“低风险”研究数量少（只有一个使用药物作对照的研究采用随机系列产生随机号被评估为“低风险”），未能进行敏感性分析。因此，在鼻部症状总分方面针刺的疗效尚不清楚。

2个研究评价了随访时期的鼻部症状总分，发现针刺和假针刺没有差异

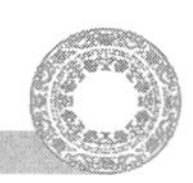

（MD：-8.96[-26.12，8.21]，I^2=89%）（表 7-2）。统计异质性高，但因研究数量小未能进一步检验。结果的可靠性尚不清楚。

表 7-2　针刺疗效：鼻部症状评分

结局指标	对照组	研究数量	受试者数量	效应值 MD [95% CI]	I^2%	纳入研究
鼻部症状评分：治疗结束时	空白对照	2	268	-5.92[-17.49，5.66]	82	S266，S285
	第二代抗组胺药	3	172	SMD-0.31[-0.87，0.25]	69	S279~S281
鼻部症状评分：随访期	空白对照	2	268	-8.96[-26.12，8.21]	89	S266，S285

一个使用针灸和穴位敷贴联合疗法治疗变应性鼻炎的研究发现在治疗结束时联合疗法的疗效优于西替利嗪片（MD：-2.97[-3.48，-2.46]）（S381）。一个研究还报告了四个鼻部症状单独评分（S280）：针刺改善了鼻塞症状（MD：-0.47[-0.74，-0.20]），并没有减轻鼻痒（MD：-0.13[-0.37，0.11]）、喷嚏（MD：-0.03[-0.26，0.20]）和流涕（MD：-0.16[-0.41，0.09]）等症状。

②鼻结膜炎生活质量量表（RQLQ）

4 个研究报告了 RQLQ（S264~S266，S281）。在一个 3 组研究中所有受试者都接受针刺或假针刺治疗，必要时西替利嗪药物应急治疗；其中针刺组和假针刺组在第 1~8 周进行治疗，等待组第 1~8 周等待，第 8~16 周进行针刺治疗（S265）。上述研究报告 RQLQ 评分的方式有多种，其中一个研究报告了平均分（S266），两个研究报告平均分和治疗前后改变的分值（S264，S265），一个报告总分（S281）。纳入研究的数据不能合并进行分析。

针刺治疗变应性鼻炎 4 周后，与假针刺比较，发现针刺没有获益（MD：-0.22[-0.50，0.06]）（S266）。一个研究比较针刺和西替利嗪片的疗效，结果报告接受针刺治疗后的受试者 RQLQ 总分明显增加（MD：10.68[0.51，20.85]）（S281）。

2 个研究报告 RQLQ 平均分和 95% 可信区间（S264，S265），这些研究结果的描述是基于作者判断。Brinkhaus et al（2013）报告针刺作为联合疗法与假针刺和西替利嗪药物做对照，在治疗结束时能改善健康相关生活质量（RQLQ 评分），第 1 年和第 2 年随访期结果相似（S265）。在其早期研究中，Brinkhaus et al（2008）也发现针刺在治疗结束时比常规药物治疗更能改善 RQLQ 评分（S264）。

③特异性 IgE

2 个研究报告了特异性 IgE（S274，275）。与药物治疗比较，针刺联合灸法和穴位敷贴能降低尘螨特异性 IgE（MD：-24.45[-24.99，-23.91]）（S274）。一个比较针刺和假针刺治疗变应性鼻炎的疗效的研究发现：针刺治疗由桦树（MD：-0.80[-15.76，14.16]）、牧草（MD：-2.30[-18.67，14.07]）、艾蒿（MD：-0.65[-1.36，0.06]）、宠物（MD：0.00[-0.45，0.45]）或屋尘（MD：-4.10[-9.02，0.81]）致敏的变应性鼻炎没有获益（S275）。

④总有效率（症状体征整体改善≥ 21%）

14 个研究报告了针刺治疗变应性鼻炎的有效率（S267~274，S277~278，S280，S283，S286，S381），有两个研究因没有提供详细的评价方法不纳入进一步分析（S268~269）。10 个比较针刺和药物治疗变应性鼻炎的疗效的研究结果汇总进行分析。针刺治疗变应性鼻炎的疗效是药物的 1.15 倍（RR：1.15[1.08，1.23]，I^2=31%）。在 3 个随访 3 个月以上的研究中同样看到相似疗效（RR：1.46[1.13，1.90]，I^2=0）（表 7-3）。

阳性 meta 分析结果包含的随机对照试验发现 7 个常用针刺穴位，分别是：LI20 迎香（10 个研究）、EX-HN3 印堂（7 个研究）、ST36 足三里（4 个研究）、LI4 合谷（4 个研究）、EX-HN8 上迎香（3 个研究）、GB20 风池（2 个研究）、LU7 列缺（2 个研究）。这些穴位对针刺疗效可能有贡献作用。

表 7-3　针刺疗效：总有效率（症状体征整体改善≥ 21%）

结局指标	对照组	研究数量	受试者数量	效应值 RR [95% CI]	I^2%	纳入研究
总有效率：治疗结束后	药物	10	1138	1.15[1.08，1.23]*	31	S267，S270~273，S277~278，S280，S283，S286
随访期有效率（≥ 3 月）	药物	3	217	1.46[1.13，1.90]*	0	S272，S278，S280

*有统计学意义

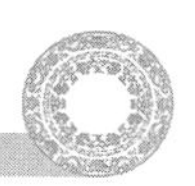

一个比较针刺、灸法和穴位敷贴联合疗法与氯雷他定片联合丙酸氟替卡松水溶性鼻喷雾剂治疗变应性鼻炎的研究在治疗结束时发现两组没有统计学差异(RR: 1.01[0.89, 1.14])(S274)。一个比较针刺联合穴位敷贴与西替利嗪片的研究发现:治疗结束时针刺、穴位敷贴联合疗法治疗变应性鼻炎无获益(RR: 1.00[0.91, 1.10]),6个月后随访发现该联合疗法的总有效率是西替利嗪片的1.67倍(RR: 1.67[1.10, 2.56])(S381)。一个研究报告了复发率,因复发率的定义尚不明确,这个结果没有分析。

3)针刺常用的、有潜在疗效的穴位

在meta分析结果阳性纳入的随机对照试验中发现四个常见的针刺穴位,分别是:LI20迎香穴(10个研究)、EX-HN3印堂(7个研究)、ST36足三里(4个研究)、LI4合谷(4个研究)、EX-HN8上迎香(3个研究)、GB20风池(2个研究)、LU7列缺(2个研究)。这些穴位对针刺治疗变应性鼻炎的疗效可能有贡献作用。

4)针刺的安全性

9个研究报告了不良事件(S267~270, S273, S279~281, S381)。4个研究报告治疗组或对照组均没有不良事件(S268, S273, S279~280),2个研究报告治疗组没有不良事件(S267, S381),一个研究报告对照组没有不良事件(S281)。治疗组的不良事件有皮下瘀血(7例)和治疗时晕针(2例)。对照组报告的不良事件有嗜睡乏力(8例)、昏睡(3例)、口鼻干燥(2例)、关节痛(1例)和皮疹(1例)。

(2)耳压法

1)基本特征

三个随机对照试验观察耳压法控制变应性鼻炎症状的疗效(S287~S289),共纳入203名受试者。一个研究比较耳压法与假耳压疗法(S289),一个研究比较耳压法与第二代抗组胺药(S287),第三个研究比较耳压法和第二代抗组胺药的中西医结合疗法与第二代抗组胺药(S288)。一个研究报告了肺虚感寒的中医证型(S287)。三个研究均采用了耳穴CO14肺,2个研究均采用的穴位有TG2p肾上腺、TG4内鼻和SF1、2i风溪。三个研究的治疗方案均不同,治疗次数的中位数是8次。每周治疗1次或更频繁,疗程从14天(S287)

到 8 周（S289）不等。一个研究没有报告可用数据，因此不纳入结果分析（S289）。

2）耳压法疗效

单独耳压法

一个研究比较耳压法与第二代抗组胺药氯雷他定治疗变应性鼻炎的疗效，纳入 80 名受试者（S287）。结果发现：不管在治疗结束时（RR：0.92[0.79，1.08]），还是随访期（RR：1.27[0.97，1.66]），耳压组的总有效率（症状体征整体改善≥ 21%）与氯雷他定组比较均没有统计学意义。

耳压联合药物中西医结合疗法

一个研究（S288）发现：耳压法和西替利嗪中西医结合疗法治疗中重度变应性鼻炎的总有效率（症状体征整体改善≥ 21%）是西替利嗪单独治疗的 1.35 倍（RR：135[1.02，1.79]）。

3）耳压法的安全性

一个研究（S288）报告在耳压法中西医治疗组和抗组胺治疗组均没有不良事件发生，一个研究（S289）报告真正耳压治疗和假耳压治疗耐受性好，相似数量的受试者报告轻微或中度局部、短期不适。另一个研究（S287）没有提及不良事件信息。总的来说，耳压法是治疗变应性鼻炎的一种安全方法。

（3）穴位敷贴

1）基本特征

20 个研究评价了穴位敷贴治疗变应性鼻炎（S274、S290~S308）。其中一个研究因采用针刺、灸法和穴位敷贴作为干预措施在针刺部分已报告（S274），因此这部分介绍 19 个穴位敷贴的研究。所有研究都在中国完成。2 个随机对照的研究是关于穴位敷贴和其他疗法如耳压法（S307）、灸法（S296）的联合治疗。3 个随机对照试验的干预措施是穴位敷贴联合西药的中西医结合疗法（S293、S299、S301）。对照组包括抗组胺药（S290~291、S295、S298、S300、S301、S303、S308）、免疫疗法（S301~302、S305~306、S308）和安慰剂（S297）。七个随机对照试验描述了中医证型，最常报道的证型是肺虚感寒（4 个研究）、脾气虚（3 个研究）、肾阳虚（3 个研究）和肺气虚（2 个研究）。由于

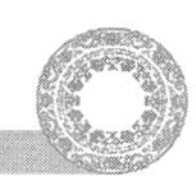

该干预疗法的特性，穴位敷贴最常用穴位位于背部，分别是 BL13 肺俞（16 个研究）、BL20 脾俞（13 个研究）、BL23 肾俞（13 个研究）、BL43 膏肓（13 个研究）、BL12 风门（11 个研究）、GV14 大椎（10 个研究）、ST36 足三里（6 个研究）、EX-B1 定喘（5 个研究）和 EX-HN15 百劳（4 个研究）。疗程从 1 周（S292）到 6 年（S290）不等。治疗次数从 3 次（S291、S295）到 36 次（S290）不等，中位数是 9 次。治疗频率从每日（S299）到每 10 天一次（S291、S294、S297~298、S302）不等。

2）穴位敷贴的疗效

①鼻部症状总分

三个研究报告了鼻部症状总分（S295、S297~S298）。对两个比较穴位敷贴和药物的研究进行了 meta 分析（S295、S298）。在治疗结束时和随访期穴位敷贴与药物治疗变应性鼻炎的疗效比较均没有统计学意义（表 7-4）。两个研究的异质性高，因为研究数量小，不可能进行亚组分析。因此，穴位敷贴治疗变应性鼻炎在鼻部症状总分方面的疗效尚不清楚。

表 7-4　穴位敷贴的疗效：鼻部症状总分（TNSS）

结局指标	对照组	研究数量	受试者数量	效应值 MD [95% CI]	I^2%	纳入研究
TNSS：治疗结束时	西药	2	395	0.12[-1.14，1.39]	83	S295，S298
TNSS：随访期	西药	2	395	-1.91[-4.17，0.35]	93	S295，S298

一个研究发现穴位敷贴比安慰剂能明显降低鼻部症状总分（S297），不管在治疗结束时（MD：-2.55[-3.03，-2.07]），还是随访期（MD：-3.41[3.93，-2.89]）。穴位敷贴联合西替利嗪片的中西医结合治疗能降低鼻部症状评分（鼻痒：MD：-0.38[-0.66，-0.10]，喷嚏 MD：-0.32[-0.55，-0.09]，流涕 MD：-0.37[-0.57，-0.17] 和鼻塞 MD：-0.37[-0.64，-0.10]）（S299）。

②特异性 IgE

一个纳入 60 例受试者的研究报告穴位敷贴对特异性 IgE 的影响（S306）。

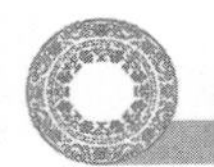

接受穴位敷贴的受试者与免疫疗法的受试者相比，其 IgE 水平增加了（MD：0.19[0.06，0.32]），提示穴位敷贴在降低特异性 IgE 方面并不优于免疫疗法（该研究未明确说明特异性变应原种类）。

③总有效率（症状体征整体改善≥ 21%）

13 个研究报告了总有效率的结局指标（S290~291、S294~295、S297~299、S300、S302~304、S306、S308）。八个比较穴位敷贴与药物研究的数据合并后进行分析（表 7-5）。穴位敷贴治疗变应性鼻炎的有效率是药物的 1.16 倍（8 个研究，RR：1.16[1.05，1.27]，I^2=66%）。发现研究间异质性高，进一步敏感性分析探索其原因；随机系列产生评估为“低风险”的研究才能纳入敏感性分析，异质性降低为 0%，但疗效没有统计学意义。2 个研究结果提示穴位敷贴治疗变应性鼻炎的总有效率并不优于免疫疗法（表 7-5）。

根据药物类型进行亚组分析。穴位敷贴治疗变应性鼻炎与抗组胺药、鼻用激素比较疗效没有统计学意义，且存在统计学异质性（抗组胺药：I^2=65%；鼻用激素：I^2=69%）。因为两个比较组纳入 meta 分析的研究数量少，异质性高的原因无法进一步解释。穴位敷贴治疗变应性鼻炎与抗组胺药联合鼻用激素比较，统计学异质性降低为可接受水平，穴位敷贴的获益可以证实（4 个研究，RR：1.24[1.13，1.36]，I^2=44%）（表 7-5）。

尽管进行 meta 分析的八个穴位敷贴与药物比较的研究在总有效率方面存在统计学差异，但还是发现一些常用穴位，分别是：BL13 肺俞（8 个研究）、BL43 膏肓（8 个研究）、BL23 肾俞（7 个研究）、BL20 脾俞（6 个研究）、GV14 大椎（5 个研究）、BL12 风门（5 个研究）、ST36 足三里（3 个研究）、CV6 气海（2 个研究）、EX-B1 定喘（2 个研究）。

一个研究发现穴位敷贴在随访期的总有效率是布地奈德鼻喷雾剂的 1.33 倍（RR：1.33[1.05，1.69]）（S298）。当穴位敷贴与安慰剂比较时，在治疗结束时（RR：4.85[3.42，6.89]）和随访期（RR：5.48[3.80，7.89]）均可以看到明显获益（S297）。穴位敷贴联合免疫疗法和常规西药（具体不明）的中西医结合疗法与免疫疗法联合常规西药相比，中西医结合疗法能提高总有效率（RR：1.31[1.17，1.46]）（S308）。两个研究报告了复发率（S295，S308），由于复发率定义尚不明确，这些数据没有介绍。

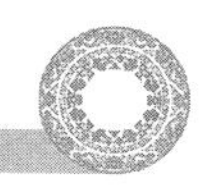

表 7-5　穴位敷贴：总有效率（症状体征整体改善≥21%）

结局指标	对照组	研究数量	受试者数量	效应值 RR [95% CI]	I^2%	纳入研究
总有效率：治疗结束时	西药	8	1063	1.16[1.05，1.27]*	66	S290~291，S294~295，S298，S300，S303~304
	变应原特异性免疫疗法	2	399	1.11[0.99，1.24]	0	S302，S306
	药物亚组分析：随机系列评估为“低偏倚风险”	2	180	0.96[0.85，1.08]	0	S298，S304
	药物：抗组胺药	2	147	1.15[0.82，1.60]	65	S294，S304
	药物：鼻用激素	2	250	1.03[0.88，1.22]	69	S298，S300
	药物：抗组胺药+鼻用激素	4	666	1.24[1.13，1.36]*	44	S290~291，S295，S303

*有统计学意义

三个研究观察穴位敷贴的中西医结合疗法治疗变应性鼻炎的疗效。穴位敷贴联合伯克纳鼻喷雾剂中西医结合疗法在治疗结束时的疗效比较无获益（RR：1.00[0.87，1.16]），但随访期疗效提示穴位敷贴中西医结合疗法有效（RR：1.47[1.03，2.08]）（S293）。穴位敷贴联合西替利嗪片的中西医结合疗法治疗变应性鼻炎与单用西替利嗪相比，未能提高治疗结束时有效率（RR：1.14[0.96，1.36]）（S299）。穴位敷贴联合常规药物和免疫疗法能提高总有效率（RR：1.28[1.17，1.40]）（S301）。

一个研究用穴位敷贴加灸法综合治疗 100 名变应性鼻炎患者（S296），与氯雷他定相比，综合疗法的总有效率并不优于氯雷他定（RR：1.13[0.95，1.33]）。

3）穴位敷贴的安全性

七个研究报告了不良事件（S292、S295、S302、S305~308），一个研究报告的不良事件是水疱（具体例数不明）（S295），另外六个研究报告没有观察到不良事件。

（4）穴位注射

1）基本特征

六个随机对照试验共纳入 803 名受试者以观察穴位注射治疗变应性鼻炎的疗效，其中五个研究用西药注射（S309~S313），一个研究用黄芪注射液联合西药注射（S314）。5 个研究报告穴位注射与抗组胺药（S309，S311~S314）比较，一个研究用组胺球蛋白（皮下注射）作对照（S310）。一个研究报告肺气虚的中医证型，常用穴位选择如下：LI20 迎香（4 个研究）、肺俞（2 个研究）、GV14 大椎（2 个研究）、ST36 足三里（2 个研究）、LI4 合谷（2 个研究）、EX-HN3 印堂（2 个研究）。治疗次数从 1 次（S313）到 10 次（S310）不等，中位治疗次数是 4 次。两个研究报告平均每周 2 次穴位注射（S310~S311），其他研究的治疗频次各不同。

2）穴位注射的疗效

①穴位注射（中药联合西药）

总有效率（症状体征整体改善≥21%）

一个用中药黄芪注射液联合西药进行穴位注射的研究报告了总有效率（S314），与接受西替利嗪片治疗的受试者比较，穴位注射在治疗结束时未能提高总有效率（RR：1.00[0.91，1.09]）；但在随访期穴位注射的受试者获益（RR：1.83[1.36，2.46]）。

②穴位注射法的疗效（西药）

总有效率（症状体征整体改善≥21%）

对 4 个采用有效率标准的研究进行分析（S309~S311，S313）。治疗结束时西药穴位注射的总有效率是西药的 1.25 倍（4 个研究，RR：1.25[1.18，1.34]，I^2=0%）。另外，两个研究评价随访期总有效率，结果显示穴位注射能提高疗效，接受穴位注射的受试者的总有效率是西药的 1.79 倍（2 个研究，RR：1.79[1.40，2.28]，I^2=0%）（表 7-6）。

纳入 meta 分析且结果阳性的 4 个随机对照试验中，3 个研究常用、并且有可能对疗效起贡献作用的穴位是 LI20 迎香。考虑到 LI20 迎香周围的解剖结构，有出现瘀伤且很难吸收的可能性，应结合医生的经验谨慎实施。

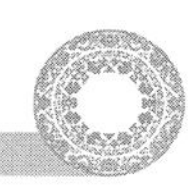

表 7-6　穴位注射治疗变应性鼻炎的疗效：总有效率（症状体征整体改善≥21%）

结局指标	对照组	研究数量	受试者数量	效应值 RR [95% CI]	I^2%	纳入研究
总有效率：治疗结束时	西药	4	593	1.25[1.18, 1.34]*	0	S309~S311, S313
总有效率：随访期	西药	2	163	1.79[1.40, 2.28]*	0	S309, S313

*有统计学意义

3）穴位注射的安全性

四个研究报告了不良事件（S309~S310，S312~S313），其中两个研究报告没有不良事件发生（S309，S313）。治疗组的不良事件包括：症状加重（12 例）、局部肿胀（11 例）、红疹（5 例）（S310）。一个研究（S312）报告了对照组口服特非那丁片的不良事件：头痛头晕（3 例）和腹泻口干（2 例）。

（5）灸法

1）基本特征

总共八个研究评价了灸法治疗变应性鼻炎的疗效和安全性。两个灸法联合针刺治疗的研究在针刺部分已介绍（S274，S296）。因此在这部分介绍六个单独用灸法的研究（S315~S320）。六个研究共纳入 630 名受试者，三个研究比较灸法和第二代抗组胺药（S315，S317，S318），三个研究比较灸法与鼻用激素（S316，S319~S320）。没有研究报告中医证型，三个研究中发现三个常用穴位（CV8 神阙，LI20 迎香，EX-HN3 印堂）。灸法治疗的次数比针刺治疗的次数多，中位治疗次数是 22 次（从 10 次到 24 次不等）。3 个研究每天都做灸法治疗（S315，S317，S318）。

2）灸法的疗效

①鼻部症状总分

一个研究报告了雷火灸治疗变应性鼻炎的鼻部症状总分（S319），与伯克纳鼻喷雾剂相比，在治疗结束时结果没有统计学意义（MD：-0.66[-1.33, 0.01]），随访期接受雷火灸治疗的受试者报告鼻部症状总分降低（MD：-2.05

[-2.92, -1.18])。灸法能降低以下鼻部症状评分：鼻痒(MD: -0.44[-0.72, -0.16]),喷嚏(MD: -0.26[-0.51, -0.01])和流涕(MD: -0.34[-0.57, -0.11])(S318),但是鼻塞症状没有改善(MD: -0.22[-0.53, 0.09])(S318)。

②总有效率(症状体征整体改善≥21%)

五个报告了总有效率的研究进行了 meta 分析(S315~S318, S320)。治疗结束时结果没有统计学意义,但随访期结果显示灸法有益于变应性鼻炎(5个研究, RR: 1.46[1.10, 1.93], I^2=85%)(表 7-7)。在治疗结束时和随访期结果分析提示异质性高,根据对照组不同进行亚组分析,但这并没有把异质性降低到可接受水平。拟对随机系列产生方面评估为“低风险”的研究进行敏感性分析,但因为只有一个研究评估为“低风险”,故无法进行。因此异质性的原因尚不明确,结果的可信度低。

表 7-7　灸法治疗变应性鼻炎的疗效：总有效率(症状体征整体改善≥21%)

结局指标	对照组	研究数量	受试者数量	效应值 RR [95% CI]	I^2%	纳入研究
总有效率：治疗结束时	西药	5	514	1.10[0.96, 1.25]	74	S315~S318, S320
总有效率：治疗结束时	亚组：第二代抗组胺药	3	314	1.07[0.88, 1.30]	76	S315, S317~S318
	亚组：鼻用糖皮质激素	2	200	1.19[0.80, 1.76]	88	S316, S320
总有效率：随访期	西药	5	514	1.46[1.10, 1.93]*	85	S315~S318, S320
	亚组：第二代抗组胺药	3	314	1.24[0.96, 1.61]	78	S315, S317~S318
	亚组：鼻用糖皮质激素	2	200	1.89[1.20, 2.99]*	64	S316, S320

*有统计学意义

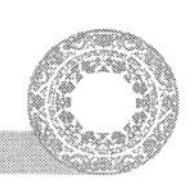

3）与临床疗效相关的灸法穴位

五个评价灸法的研究纳入 meta 分析，结果显示灸法使随访期总有效率获益。一些穴位在 2 个以上的研究使用，这些穴位对疗效可能有贡献作用，分别是：CV8 神阙、LI20 迎香、EX-HN3 印堂、BL13 肺俞和 BL23 肾俞。在用灸法治疗变应性鼻炎时可以考虑使用这些穴位。

（6）埋线

1）基本特征

两个随机对照试验使用埋线治疗（S321~S322），共纳入 160 名受试者，两个研究均比较埋线与第二代抗组胺药治疗变应性鼻炎的疗效。其中一个研究报告 3 个中医证型：脾气虚、肺虚感寒和肾阳虚（S322）。两个研究均选用 LI20 迎香和 ST36 足三里。治疗次数的中位数是 3 次，平均每 15 天治疗 1 次。

2）埋线的疗效

总有效率（症状体征整体改善≥ 21%）

两个研究均报告总有效率（S321~S322），故能合并进行 meta 分析。埋线治疗变应性鼻炎的疗效并不优于西药（2 个研究，RR：1.15[0.94，1.40]，I^2=57%）。一个研究报告了随访期有效率，结果类似（RR：1.25[0.92，1.70]），该研究报告没有观察到不良事件（S321）。

（7）激光针刺

一个研究比较激光针刺和西替利嗪治疗 61 名常年性变应性鼻炎患者（S323）。治疗周期是 7 天，穴位选用 EX-HN8 上迎香。这个研究报告没有不良事件发生。

4. 主要比较组的结果汇总

研究小组一致认为是八个比较组对临床实践有重要意义。以下其中三个比较组没有符合纳入标准的研究：①针刺联合第二代抗组胺药中西医结合疗法与第二代抗组胺药比较；②针刺与鼻用糖皮质激素比较；③针刺联合鼻用糖皮质激素中西医结合疗法与鼻用糖皮质激素比较。这些都是重要的临床问题，也是未来的研究领域。因此，本节的五个 GRADE 证据总结表显示针灸及相关疗法治疗变应性鼻炎的五个比较组的结果：①针刺与第二代抗组胺药比较（表 7-8）；②穴位敷贴与第二代抗组胺药比较（表 7-9）；③穴位敷贴联合第二代抗组胺药中西医结合疗法与第二代抗组胺药比较（表7-10）；④穴位敷贴与鼻用糖皮质激素比较（表7-11）；⑤穴位敷贴联合鼻用糖皮质激素中西医结合方法与鼻用糖皮质激素比较（表7-12）。

- 针刺与第二代抗组胺药比较的证据质量是非常低到低（表7-8）。针刺改善鼻塞症状、提高总有效率（症状体征整体改善≥21%），对鼻部症状总分或鼻痒、打喷嚏和流鼻涕没有益处。接受针刺治疗患者的鼻结膜炎生活质量量表的评分比接受第二代抗组胺药治疗的高。
- 穴位敷贴与第二代抗组胺药比较的证据质量极低（表7-9）。穴位敷贴治疗改善鼻部症状总分，但在总有效率方面没有获益。没有研究报告健康相关生活质量。
- 穴位敷贴联合第二代抗组胺药中西医结合疗法与第二代抗组胺药比较的证据质量低（表7-10）。穴位敷贴联合第二代抗组胺药中西医结合疗法与第二代抗组胺药相比，能改善四个鼻部症状评分，但在总有效率方面没有获益。没有研究报高健康相关生活质量。
- 穴位敷贴与鼻用糖皮质激素比较的证据质量低（表7-11）。与鼻用糖皮质激素相比，穴位敷贴在鼻部症状总分和总有效率方面没有获益。没有研究报告健康相关生活质量。
- 穴位敷贴联合鼻用糖皮质激素中西医结合疗法与鼻用糖皮质激素比较的证据质量非常低（表7-12）。穴位敷贴联合鼻用糖皮质激素中西医结合疗法在总有效率方面没有获益。没有研究报告鼻部症状评分或健康相关生活质量。

表7-8　治疗变应性鼻炎的针刺与第二代抗组胺药比较

结局指标	受试者数量（研究数量）随访期	证据质量（GRADE）	相对效应值（95% CI）	预期绝对效应	
				第二代抗组胺药获益	针刺获益（与第二代抗组胺药比较）
鼻部症状总分	172（3 RCTs）4周	⊕○○○ 非常低[1,2,4]	—	鼻部症状总分的平均分4.70	MD少0.31（少0.87到多0.25）

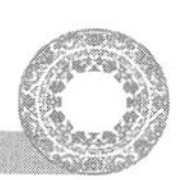

续表

结局指标	受试者数量（研究数量）随访期	证据质量（GRADE）	相对效应值（95% CI）	预期绝对效应	
				第二代抗组胺药获益	针刺获益（与第二代抗组胺药比较）
鼻痒评分	81 （1 RCT） 4 周	⊕⊕○○ 低[1,2]	—	鼻痒的平均分 1.25	MD 少 0.13 （少 0.37 到多 0.11）
喷嚏评分	81 （1 RCT） 4 周	⊕⊕○○ 低[1,2]	—	喷嚏的平均分 1.13	MD 少 0.03 （少 0.26 到多 0.2）
流涕评分	81 （1 RCT） 4 周	⊕⊕○○ 低[1,2]	—	流涕的平均分 1.52	MD 少 0.16 （少 0.41 到多 0.09）
鼻塞评分	81 （1 RCT） 4 周	⊕⊕○○ 低[1,2]	—	鼻塞的平均分 1.35	MD 少 0.47 （少 0.74 到少 0.2）
鼻结膜炎生活质量量表总分	55 （1 RCT） 4 周	⊕⊕○○ 低[1,2]	—	鼻结膜炎生活质量量表总分的平均分 31.43	MD 多 10.68 （多 0.51 到多 20.85）
总有效率	1138 （10 RCTs） 中位数 28 天	⊕⊕○○ 低[3]	RR 1.15 （1.08，1.23）	研究人群 每 1000 人有 743 人有效	 每 1000 人多 111 人有效 （多 59 到 171 人）
不良事件	1229 （12RCTs）	6 个研究报告不良事件，3 个报告没有不良事件发生，其他 3 个研究报告了不良事件。干预组：轻微皮下血肿（7 例）；对照组：嗜睡乏力（8 例），鼻干口干（2 例），嗜睡（1 例），关节疼痛（1 例），皮疹（1 例）			

干预组的危险度（95% 的可信区间）是基于对照组的假定的危险度和干预措施的相对相应（以及 95% 的可信区间）

CI：可信区间；RR：风险率 / 相对危险度；MD：均数差。

续表

结局指标	受试者数量（研究数量）随访期	证据质量（GRADE）	相对效应值（95% CI）	预期绝对效应	
				第二代抗组胺药获益	针刺获益（与第二代抗组胺药比较）

1. 没有盲法
2. 样本量小
3. 没有盲法随机化和分配隐藏不清楚
4. 中度异质性

参考文献：
鼻部症状评分：S279~S281
鼻痒评分：S279
喷嚏评分：S279
流涕评分：S279
鼻塞评分：S279
鼻结膜炎生活质量量表总分：S281
总有效率：S267，S270~273，S276，S277，S279，S282，S285

表 7-9　治疗变应性鼻炎的穴位敷贴与第二代抗组胺药比较

结局指标	受试者人数（研究数量）随访期	证据质量（GRADE）	相对效应（95% CI）	预期绝对效应	
				第二代抗组胺药获益	穴位敷贴获益（与第二代抗组胺药比较）
鼻部症状总分	60（1 RCT）3个月	⊕○○○ 极低[1,2]	—	鼻部症状总分的平均分 8.77	MD 少于 1.37（少 2.56 到少 0.18）
鼻痒评分	0（无）		—	无	无
喷嚏评分	0（无）		—	无	无

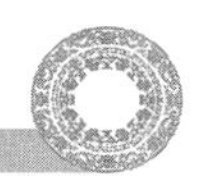

续表

结局指标	受试者人数（研究数量）随访期	证据质量（GRADE）	相对效应（95% CI）	预期绝对效应	
				第二代抗组胺药获益	穴位敷贴获益（与第二代抗组胺药比较）
流涕评分	0（无）		—	无	无
鼻塞评分	0（无）		—	无	无
鼻结膜炎生活质量量表总分	0（无）		—	无	无
总有效率	147（2 RCTs）平均 8 周	⊕○○○ 极低[2,3]	RR 1.15（0.82，1.60）	研究人群	
				每 1000 人有 708 人有效	每 1000 人多 106 人有效（少于 128 人到多 425 人）
不良事件	36（1RCT）	没有观察到不良事件			

干预组的危险度（95% 的可信区间）是基于对照组的假定的危险度和干预措施的相对相应（以及 95% 的可信区间）

CI：可信区间；RR：风险率 / 相对危险度；MD：均数差。

1. 没有盲法，随机化和分配隐藏不清楚
2. 样本量小
3. 中度异质性

参考文献：

鼻部症状总分：S295

总有效率：S294，S304

表 7-10　治疗变应性鼻炎的穴位敷贴联合第二代抗组胺药中西医结合疗法与第二代抗组胺药比较

结局指标	受试者数量（研究数量）随访期	证据质量（GRADE）	相对效应（95% CI）	预期绝对效应	
				第二代抗组胺药获益	穴位敷贴联合第二代抗组胺药获益（与第二代抗组胺药比较）
鼻部症状总分	0（无）		—	无	无
鼻痒评分	69（1 RCT）14 天	⊕⊕○○ 低[1,2]	—	鼻痒平均分 1.21	MD 少 0.38（少 0.66 到少 0.1）
喷嚏评分	69（1 RCT）14 天	⊕⊕○○ 低[1,2]	—	喷嚏平均分 1.21	MD 少 0.32（少 0.55 到少 0.09）
流涕评分	69（1 RCT）14 天	⊕⊕○○ 低[1,2]	—	流涕平均分 0.94	MD 少 0.37（少 0.57 到少 0.17）
鼻塞评分	69（1 RCT）14 天	⊕⊕○○ 低[1,2]	—	鼻塞平均分 1.0	MD 少 0.37（少 0.64 到少 0.1）
鼻结膜炎生活质量量表总分	0（无）		—	无	无
总有效率	69（1RCT）14 天	⊕⊕○○ 低[1,2]	1.14[0.96，1.36]	研究人群	
				每 1000 人有 824 人有效	每 1000 人多 66 人有效（少 115 人，多 296 人）
不良事件	69（1RCT）	干预组：局部灼烧感，潮红（2 例）；对照组：无不良事件			

干预组的危险度（95% 的可信区间）是基于对照组的假定的危险度和干预措施的相对相应（以及 95% 的可信区间）

CI：可信区间；RR：风险率 / 相对危险度；MD：均数差。

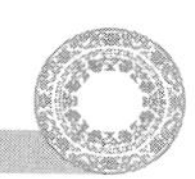

续表

结局指标	受试者数量（研究数量）随访期	证据质量（GRADE）	相对效应（95% CI）	预期绝对效应	
				第二代抗组胺药获益	穴位敷贴联合第二代抗组胺药获益（与第二代抗组胺药比较）

1. 没有盲法
2. 小样本量

参考文献：
鼻痒评分：S299
喷嚏评分：S299
流涕评分：S299
鼻塞评分：S299
总有效率：S299

表 7-11　治疗变应性鼻炎的穴位敷贴与鼻用糖皮质激素比较

结局指标	受试者数量（研究数）随访期	证据质量（GRADE）	相对效应（95% CI）	预期绝对效应	
				鼻用糖皮质激素获益	穴位敷贴获益（与鼻用糖皮质激素比较）
鼻部症状总分	93（1 RCT）3 个月	⊕⊕○○ 低 [1 2]	—	鼻部症状总分的平均分 6.8	MD 多 0.89（少 0.18 到多 1.96）
鼻痒评分	0（无）		—	无	无
喷嚏评分	0（无）		—	无	无
流涕评分	0（无）		—	无	无
鼻塞评分	0（无）		—	无	无
鼻结膜炎生活质量量表总分	0（无）		—	无	无

续表

结局指标	受试者数量（研究数）随访期	证据质量（GRADE）	相对效应（95% CI）	预期绝对效应	
				鼻用糖皮质激素获益	穴位敷贴获益（与鼻用糖皮质激素比较）
总有效率	250（2RCTs）从3个月到3年不等	⊕⊕○○ 低[1,3]	RR 1.03（0.88，1.22）	研究人群	
				每1000人有866人有效	每1000人多26人有效（少104人到多190人）
不良事件	0	没有研究报告不良事件			

干预组的危险度（95%的可信区间）是基于对照组的假定的危险度和干预措施的相对相应（以及95%的可信区间）

CI：可信区间；RR：风险率/相对危险度；MD：均数差。

1. 无盲法
2. 样本量小
3. 中度异质性

参考文献：
鼻部症状总分：S298
总有效率：S298，S300

表7-12　治疗变应性鼻炎的穴位敷贴加鼻用糖皮质激素中西医结合疗法与鼻用糖皮质激素比较

结局指标	受试者数量（研究数）随访时间	证据质量（GRADE）	相对效应（95% CI）	预期绝对效应	
				鼻用糖皮质激素获益	穴位敷贴加鼻用糖皮质激素获益（与鼻用糖皮质激素比较）
鼻部症状总分	0（无）		—	无	无
鼻痒评分	0（无）		—	无	无
喷嚏评分	0（无）		—	无	无

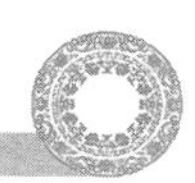

续表

结局指标	受试者数量（研究数）随访时间	证据质量（GRADE）	相对效应（95% CI）	预期绝对效应	
				鼻用糖皮质激素获益	穴位敷贴加鼻用糖皮质激素获益（与鼻用糖皮质激素比较）
流涕评分	0（无）		—	无	无
鼻塞评分	0（无）		—	无	无
鼻结膜炎生活质量量表总分	0（无）		—	无	无
总有效率	91（1 RCT）1年	⊕○○○ 极低[1 2]	RR 1.00（0.87，1.16）	研究人群	
				每1000人有889人有效	每1000人少0人有效（少116人到多142人）
不良事件	91（1 RCT）	干预组：局部红疹瘙痒（3例），水疱（2例）。对照组：未提。治疗和对照组使用鼻用糖皮质激素患者鼻干、时有涕血（2例）。			

干预组的危险度（95%的可信区间）是基于对照组的假定的危险度和干预措施的相对相应（以及95%的可信区间）

CI：可信区间；RR：风险率/相对危险度；MD：均数差。

1. 无盲法，随机号和分配隐藏不清楚
2. 样本量小

参考文献：

总有效率：S293

（二）基于非随机对照试验（CCT）的临床证据

1. 基本特征

10个非随机对照试验符合本研究的纳入标准（S324~S333）。9个研究只用针灸及相关疗法治疗，一个研究使用针刺联合药物疗法。所有研究都在中国进行，纳入受试者超过1173人。八个研究报告了受试者性别，其中男性557人，女性420人，年龄从8到70岁不等。很少研究报告受试者的变应性鼻炎病程，少数研究报告病程由半年到35年不等。疗程从2次（S324）到3年（治疗每年3次，每次间隔30天）（S325，S332）。一个研究报告了肺虚感寒的中医证型（S326）。

针灸及相关疗法有多种，包括针刺（S326，S329，S333）、耳压（S330）、穴位敷贴（S325~S326，S328，S331~S332）和埋线（S324，S327）。一个研究报告了两种针灸及相关疗法——针刺联合穴位敷贴（S326）。最常使用穴位是BL13肺俞（4个研究）、EX-HN3印堂（4个研究）、LI4合谷（3个研究）、LI20迎香（3个研究）、ST36足三里（3个研究）、BL15心俞（3个研究）和BL43膏肓（3个研究）。疗程从3周（S331，S333）到4周/1月（S326~S327，S330）不等。由于干预疗法和结局指标不同，不能合并数据进行meta分析，故本节介绍单个研究的结果。

2. 针灸及相关疗法治疗变应性鼻炎的疗效

（1）鼻部症状总分

一个研究报告了90名受试者的四个鼻部症状评分（S326）。针刺联合穴位敷贴与氯雷他定比较，三个鼻部症状评分没有统计学意义，分别是：鼻痒（MD：0.17[−0.04，0.38]）、流涕（MD：−0.02[−0.26，0.22]）和鼻塞（MD：0.20[−0.04，0.44]）；接受联合治疗的受试者报告的喷嚏症状评分比接受氯雷他定治疗的高（MD：0.25[0.06，0.44]）。

（2）总有效率（症状体征整体改善≥21%）

五个研究报告了总有效率（S326~S327，S329，S332~S333）。由于干预方式不同，不能进行meta分析。

一个比较针刺与伯克纳（二丙酸倍氯米松）鼻喷雾剂联合盐酸曲普利啶胶囊治疗变应性鼻炎的研究结果显示：针刺能提高总有效率（RR：1.21[1.02，1.43]；S329）。针刺和穴位敷贴联合治疗与氯雷他定比较没有统计学意义（RR：1.14[0.97，1.33]；S326）。针刺联合氯雷他定片及丙酸氟替卡松鼻喷雾剂使总有效率受益（RR：1.22[1.03，1.44]；S333）。

埋线与药物治疗（具体药物不详）比较没有统计学意义（RR：0.97[0.87，

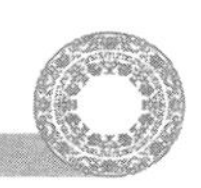

1.08]; S327)，这个研究报告了随访期数据，因复发率定义尚不明确，故结果没有进行分析。一个研究发现三伏灸治疗变应性鼻炎的总有效率高于西医常规药物治疗(RR: 1.11[1.05, 1.18]; S332)。

四个研究报告了不良事件(S324, S328, S330~S331)，其中2个报告没有不良事件发生(S328, S331)。一个研究报告耳压法治疗组没有不良事件，对照组0.1%噻哌酮滴鼻液发生嗜睡(例数不明)(S330)。一个研究报告星状神经节阻滞、蝶腭神经节阻滞加全息穴位埋线疗法干预组有一过性头晕4例，而常规药物治疗对照组有嗜睡(12例)、口干(6例)、头晕(2例)和疲乏(1例)(S324)。

(三)基于无对照研究的临床证据

36个非对照研究描述了针灸及相关疗法。这些研究纳入了6478名受试者。所有研究在中国完成。穴位敷贴是最常使用的疗法，共有17个研究(S334~S335, S356, S336~S349)。其他干预措施包括：针刺(7个研究)(S264, S350~S355)、西药穴位注射(6个研究)(S357~S362)、埋线(5个研究)(S363~S367)、耳压(2个研究)(S368, S355)、灸法(2个研究)(S353, S369)和中药穴位注射(S370)。两个研究采用针刺联合西药进行中西医结合治疗(S338, S370)。

三个研究报告了中医证型(S340, S349, S363)：脾气虚(S340, S363)，肺气虚、肾阳虚(S340)；虚寒、郁热(S349)。最常用的穴位分别是：BL13肺俞(22个研究)、GV14大椎(17个研究)、LI20迎香(15个研究)、BL23肾俞(14个研究)、ST36足三里(11个研究)、BL12风门(9个研究)、BL20脾俞(8个研究)和LI4合谷(5个研究)。四个研究报告了不良事件(S370, S363, S362, S338)。三个研究报告局部皮肤潮红，其中两个研究中有4例(S370, S363)，另外一个研究中没有报告具体例数(S362)。其他不良事件包括轻微头痛和鼻分泌物增多各2例(S362)，低热1例(S370)，小水疱例数不明(S338)。

四、针灸及相关疗法治疗变应性鼻炎的总结

很多研究评价了治疗变应性鼻炎的一系列针灸及相关疗法。大部分研究观察单独使用针灸及相关疗法治疗变应性鼻炎的疗效，少部分研究观察针灸

及相关疗法的中西医结合疗法的疗效。总体来说，很少研究报告国际公认的结局指标如鼻部症状总分（TNSS）和健康相关生活质量如鼻结膜炎生活质量量表（RQLQ）。大多数研究只报告了总有效率（症状体征整体改善≥21%），这是研究的局限。

Meta分析的结果提示针灸及相关疗法有益于随访期鼻部症状总分（TNSS）、鼻结膜炎生活质量量表（RQLQ）和总有效率。针刺、穴位敷贴、穴位注射在治疗结束时和灸法在随访期对总有效率有益。单个研究的结果显示耳压的中西医结合疗法能提高总有效率。总的来说，部分针灸及相关疗法有一定的证据，其他针灸及相关疗法证据不足。很少不良事件被报道，因很少研究观察并报告不良事件。进一步的研究应该采用国际公认的结局指标和报告不良事件，以进一步增加针灸及相关疗法的认识。

在研究设计方面可以看到各研究不同之处：英文发表的文章更倾向于使用针刺作为干预措施、假针刺作为对照，而在中国完成的研究使用一系列不同干预方法、使用药物作为对照。穴位敷贴和穴位注射在中国以外的国家很少用，因此在中国以外地区它们的推广性不明确。

超过1/3的研究报告了中医证型。这些临床研究经常报告的证型与中国大陆主要耳鼻喉科教科书和指南描述的证型基本相似。临床研究使用的穴位在随机对照试验、非随机对照试验和无对照研究中基本一致，基本都是临床教科书或实践指南推荐的穴位（详见第二章）。

（一）总体证据

来自随机对照临床研究的证据显示针刺、穴位敷贴和穴位注射治疗变应性鼻炎能提高总有效率（症状体征整体改善≥21%）。另外，灸法显示其长期疗效较好。因有些meta分析纳入的研究数量少，上述结果有一定的局限性。此外，大多数研究的结局指标是总有效率，这个结局指标并不是国际公认的结局指标。很少研究观察报告不良事件。

（二）临床实践意义

针刺、穴位敷贴、穴位注射和灸法可能改善变应性鼻炎症状和体征。因为研究数量少，没有足够证据支持这些疗法的中西医结合疗法的疗效。针刺治疗时可考虑选用ST36足三里、LI20迎香、EX-HN3印堂和LI4合谷。穴位

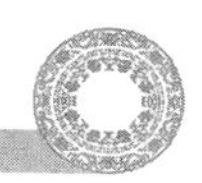

敷贴可考虑选用 BL13 肺俞、BL43 膏肓、BL23 肾俞和 BL20 脾俞。灸法可考虑选用 CV8 神阙、LI20 迎香、EX-HN3 印堂、BL13 肺俞和 BL23 肾俞。尚未有足够的证据支持使用耳压、埋线和激光针刺。

参考文献

1. 肖丽. 针灸治疗变应性鼻炎临床随机对照试验系统评价 [J]. 中国针灸, 2009,(6): 512-516.
2. 赵铭辉, 黄小冬, 熊俊, 等. 针刺治疗变应性鼻炎疗效的系统评价 [J]. 中国中西医结合耳鼻咽喉科杂志, 2009, 17(6): 309-312.
3. 李昕蓉, 张勤修, 刘敏, 等. 针灸治疗变应性鼻炎系统评价 [J]. 辽宁中医药大学学报, 2013, 15(3): 51-57.
4. 申昕, 傅立新, 朱原, 等. 三伏贴治疗变应性鼻炎有效性的 Meta 分析 [J]. 河南中医, 2013, 33(3): 449-452.
5. Feng S, Han M, Fan Y, et al. Acupuncture for the treatment of allergic rhinitis: a systematic review and meta-analysis[J]. American journal of rhinology allergy, 2015, 29(1): 57-62.
6. Lee MS , Pittler MH , Shin BC , et al. Acupuncture for allergic rhinitis: a systematic review[J]. Annals of allergy, asthma &immunology, 2009, 102(4): 269-279.
7. Li XR, Zhang QX, Liu M, et al. Catgut implantation at acupoints for allergic rhinitis: a systematic review[J]. Chinese journal of integrative medicine, 2014, 20(3): 235-240.
8. Roberts J, Huissoon A, Dretzke J, et al. A systematic review of the clinical effectiveness of acupuncture for allergic rhinitis[J]. BMC Complementary and alternative medicine, 2008, 8: 13.
9. Zhang CS, Yang AW, Zhang AL, et al. Ear-acupressure for allergic rhinitis: a systematic review[J]. Clinical otolaryngology, 2010, 35(1): 6-12.
10. Zhou F, Yan LJ, Yang GY, et al. Acupoint herbal patching for allergic rhinitis: a systematic review and meta-analysis of randomised controlled trials[J]. Clinical otolaryngology, 2015, 40(6): 551-568.

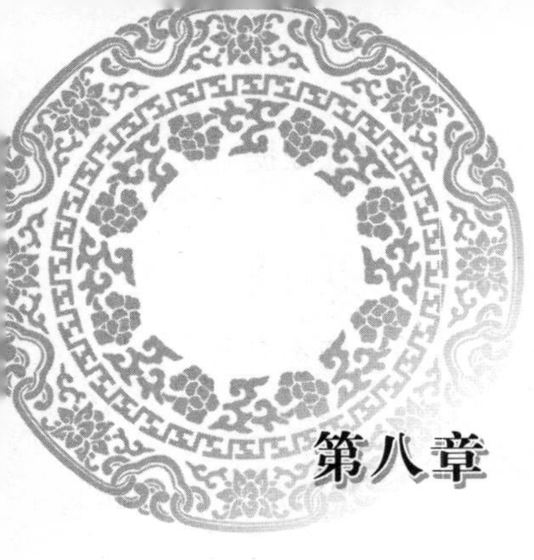

第八章　其他中医疗法治疗变应性鼻炎的临床研究证据

导语：本章通过全面检索九个中英文数据库，共检出8952条文献题录。根据严格标准筛选，最终纳入6篇其他中医疗法治疗变应性鼻炎的临床研究文献。对3篇随机对照试验进行系统评价，对3篇无对照研究进行描述性分析，评价其他中医疗法如放血和推拿治疗变应性鼻炎的疗效和安全性。

除了中药和针灸治疗，中医治病养生还包括一系列其他中医疗法。包括：

- 推拿：按摩疗法。
- 刺络放血疗法：用三棱刺表面静脉，然后放出少量血液的方法。

一、现有系统评价

检索电子数据库没有找到相关系统评价。

二、临床研究文献特征

全面检索九个中英文数据库，根据纳入排除标准筛选，本章共纳入6篇文献评价其他中医疗法的疗效和安全性（图8-1），共945个受试者，3个随机对照试验和3个无对照研究。所有研究在中国完成。一个研究仅纳入儿童（S371），两个研究只纳入成人（S372，S373），三个研究纳入儿童和成人（S374~S376）。5个研究纳入变应性鼻炎患者（未具体分类）（S371~S372，S374~S376），1个研究纳入常年性变应性鼻炎的受试者（S373）。干预措施包

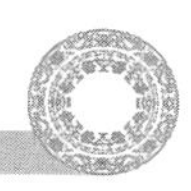

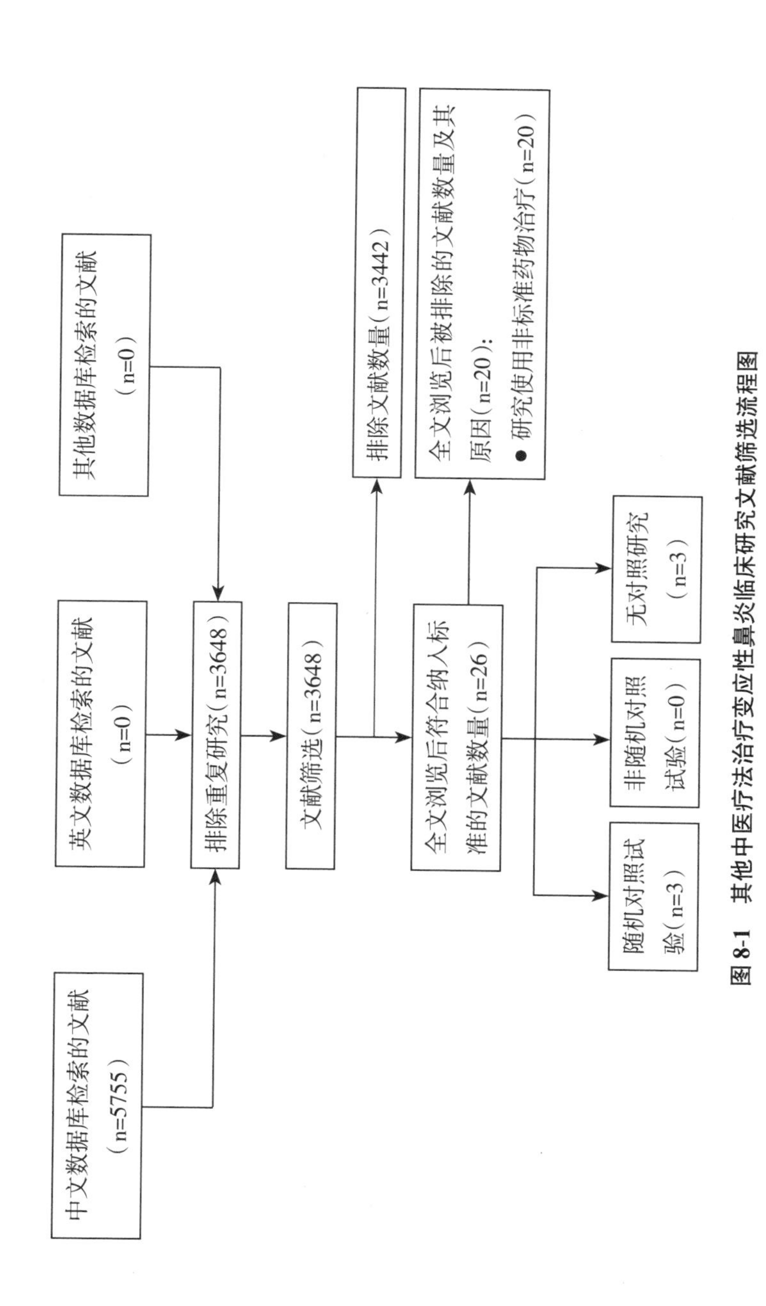

图 8-1　其他中医疗法治疗变应性鼻炎临床研究文献筛选流程图

括刺络放血疗法（4 个研究）和传统中医推拿（2 个研究）。没有研究报告中医证型。

三、最新临床研究证据

（一）基于随机对照试验（RCT）的临床证据

1. 基本特征

3 个随机对照试验比较其他中医疗法和西药治疗（S371~S373）。所有研究在中国完成，共纳入 297 名受试者，受试者平均年龄从 30.8 岁到 41.5 岁不等。两个随机对照试验报告了性别（S371，S373），女性受试者比男性多（女 126 例，男 114 例）。一个研究纳入常年性变应性鼻炎的受试者（S373），2 个研究纳入变应性鼻炎受试者（未分类）（S371，372）。2 个研究只纳入成人（S372，S373），一个研究只纳入儿童（S371）。

疗程从 2 周（S372）到 18 次不等（S371），没有描述治疗频率。对照组使用抗组胺药（氯雷他定）或吸入鼻用糖皮质激素（糠酸莫米松鼻喷雾剂、丙酸氟替卡松鼻喷雾剂）。两个研究采用中医推拿作为干预措施（S371，S373）；另外一个刺络放血疗法研究是 3 组的研究（S372），干预措施是刺络放血疗法单独使用和作为中西医结合疗法使用。没有研究报告中医证型。

2. 方法学质量

采用 Cochrane 协作网偏倚风险评估工具对随机对照试验进行方法学质量评价，具体内容包括以下七个方面：

- 随机序列产生：所有研究都描述了随机，一个研究描述了将受试者分到不同组的随机方法（S373），另外两个研究因细节不够评为“不清楚”。
- 分配方案隐藏：没有一个研究描述分配隐藏的过程。
- 对受试者设盲：由于干预方法特性，不可能对受试者设盲，所有研究评估为“高风险”。
- 对研究者设盲：由于干预方法特性，不可能对研究者设盲，所有研究评估为“高风险”。
- 对结局评价者设盲：3 个研究没有报告对结局评价者是否在分配隐藏和

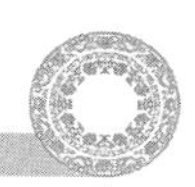

评价时都设盲，评为“不清楚”。

- 不完全数据报告：所有受试者完成了研究并且数据完整，所有研究在不完全数据报告方面偏倚风险低。
- 选择性报告：在选择性报告方面，因所有研究均未能找到试验方案来确定，故均被评为“不清楚”。

综上所述，本节纳入研究的方法学质量参差不齐，纳入研究的整体方法学质量低，结果解释需谨慎（表 8-1）。

表 8-1　其他中医疗法纳入的随机对照试验的方法学质量评价

偏倚风险的维度	低风险 n(%)	不清楚 n(%)	高风险 n(%)
随机系列产生	1(16.7%)	2(83.3%)	0(0%)
分配隐藏	0(0%)	3(100%)	0(0%)
对受试者设盲	0(0%)	0(0%)	3(100%)
对研究人员设盲	0(0%)	0(0%)	3(100%)
对结局评价者设盲	0(0%)	3(100%)	0(0%)
不完全数据报告	3(100%)	0(0%)	0(0%)
选择性报告	0(0%)	3(100%)	0(0%)

3. 其他中医疗法的疗效

（1）刺络放血疗法

一个三组的研究纳入 57 名变应性鼻炎患者，观察鼻腔刺络放血疗法单独使用、鼻腔刺络放血联合氟替卡松鼻喷雾剂中西医结合疗法与氟替卡松鼻喷雾剂的疗效（S372）。与氟替卡松鼻喷雾剂相比，单独使用鼻腔刺络放血疗法治疗变应性鼻炎未能提高总有效率（症状体征整体改善≥ 21%）的人数（RR: 1.27[0.80, 2.03]）。鼻腔刺络放血中西医结合疗法在总有效率方面获益（症状体征整体改善≥ 21%）（RR: 1.55[1.02, 2.34]）。该研究没有报告不良事件。

（2）传统中医推拿

一个研究纳入 120 例变应性鼻炎患者，比较传统中医推拿和氯雷他定的疗效（S373）。研究发现两种疗法的总有效率（症状体征整体改善≥ 21%）没有区别(RR: 1.14[1.00, 1.29])。该研究报告了复发率，但因复发率的定义尚不明确，故结果未介绍。该研究没有报告不良事件。另一个研究采用中医推拿联合鼻用糖皮质激素中西医结合疗法治疗变应性鼻炎(S371)，结果发现中西医结合疗法与单用鼻用糖皮质激素的疗效没有明显区别(RR: 1.09[1.00, 1.20])，该研究报告没有不良事件发生。

(二)基于非随机对照试验(CCT)的临床证据

中英文数据库都没有符合纳入标准的非随机对照试验。

(三)基于无对照研究的临床证据

根据纳入排除标准纳入 3 个无对照研究(S374–S376)，共有 648 名受试者。所有研究在中国完成，所有研究采用点刺放血疗法作为干预措施。3 个研究纳入变应性鼻炎(未分类)的儿童和成人。没有研究报告中医证型，也没研究报告不良事件。

四、其他中医疗法治疗变应性鼻炎的证据汇总

尽管在电子数据库进行了全面检索，治疗变应性鼻炎的其他中医疗法只有 3 个随机对照试验符合纳入标准。这提示其他中医疗法比中药和针刺较少用于变应性鼻炎的治疗。因为干预疗法不同，不能合并数据后进行 meta 分析。一个研究的结果报告鼻腔刺络放血联合丙酸氟替卡松鼻喷雾剂的中西医结合疗法可使变应性鼻炎患者受益，该研究没有报告不良事件；因放血疗法有创且临床应用较少，应结合医生个人经验和患者意愿谨慎使用。

(一)总体证据

目前没有足够的证据支持治疗变应性鼻炎使用其他中医疗法。需要进一步研究评价这些中医疗法的疗效，尤其是被教科书推荐为变应性鼻炎的治疗方法的中医推拿。

(二)临床实践意义

支持刺络放血疗法和中医推拿治疗变应性鼻炎的证据很少，临床医师应根据临床实际情况谨慎选择上述疗法。

第九章　中医综合疗法治疗变应性鼻炎的临床研究证据

导语：在临床实践中，经常多种中医疗法综合（如中药加针刺）治疗变应性鼻炎。在9个中英文数据库进行全面检索，纳入20个随机对照试验，对可能合并数据进行meta分析，结果显示最常见的中医综合疗法中药加针刺、中药加穴位敷贴治疗变应性鼻炎可获益。部分中医综合疗法单个研究的结果阳性。

一、最新临床研究证据

基于随机对照试验（RCT）的临床证据

根据纳入排除标准，本章纳入20个随机对照试验，共包含2094个受试者（图9-1）。所有随机对照试验在中国完成。所有研究受试者都是门诊患者（S391除外）。在报告了受试者性别的研究中，男性（1104人）比女性（873人）多。12个研究纳入变应性鼻炎受试者（未分类）（S378，S377，S380，S382，S383，S385~S390，S397），8个研究纳入常年性变应性鼻炎受试者（S379，S384，S391~S396）。

很少研究报告变应性鼻炎病程。在报告了变应性鼻炎病程的研究中，受试者的病程从不足1年到12年不等（S393，S395）。受试者的年龄从2岁（S389）到80岁（S391）不等，中位年龄是31.9岁。疗程从2周（S391，S393，S397）到2年（S379）不等。11个研究报告了治疗结束后的随访情况，随访期从2周（S385）到2年（S389）不等。

四个研究报告了中医证型，其中三个研究报告肺脾气虚、脾肾阳虚（S378，S385，S396）。一个研究报告了肺热证型（S388）。一系列中医疗法被使用，包括：中药（口服、沐足和鼻喷雾剂）、针刺、耳针、耳压、穴位注射、推拿、激光针刺、穴位敷贴、穴位离子导入和拔罐（表 9-1）。最常被评价的中医综合疗法是中药加针刺，共 5 个研究（S379，S382，S384，S387，S388）。五个研究使用两种或两种以上中医疗法加西药联合疗法控制变应性鼻炎症状和体征（S377，S379，S380，S389，S397）（表 9-1）。

两个中药方剂各在两个研究中使用。分别是：玉屏风散（S384，S392）和小青龙汤（S378，S385）。在所有研究中共使用了 41 个穴位，最常用的穴位是 LI20 迎香（12 个研究）、BL13 肺俞（10 个研究）、ST36 足三里（9 个研究）、EX-HN3 印堂（7 个研究）、GV14 大椎（7 个研究）和 LI4 合谷（6 个研究）。

表 9-1　中医综合疗法汇总

研究数量	受试者数量	最常见证型（研究数量）	干预类型（研究数量）
20	2094	肺脾气虚、脾肾阳虚（n=3）； 肺热型（n=1）	中药＋针刺（n=5） 中药＋穴位敷贴（n=4） 中药＋穴位注射（n=1） 中药＋穴位离子导入（n=1） 中药＋耳压法（n=1） 中药＋针刺＋抗组胺药（n=1） 中药＋穴位敷贴＋脱敏疗法（n=1） 中药＋穴位注射＋抗组胺药（n=1）
20	2094	肺脾气虚、脾肾阳虚（n=3）； 肺热型（n=1）	中药＋推拿＋抗组胺药（n=1） 针刺＋拔罐（n=1） 耳针针刺＋推拿（n=1） 穴位注射＋推拿（n=1） 激光针刺＋抗组胺药＋鼻用糖皮质激素（n=1）

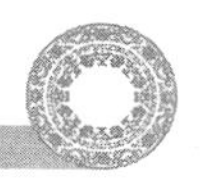

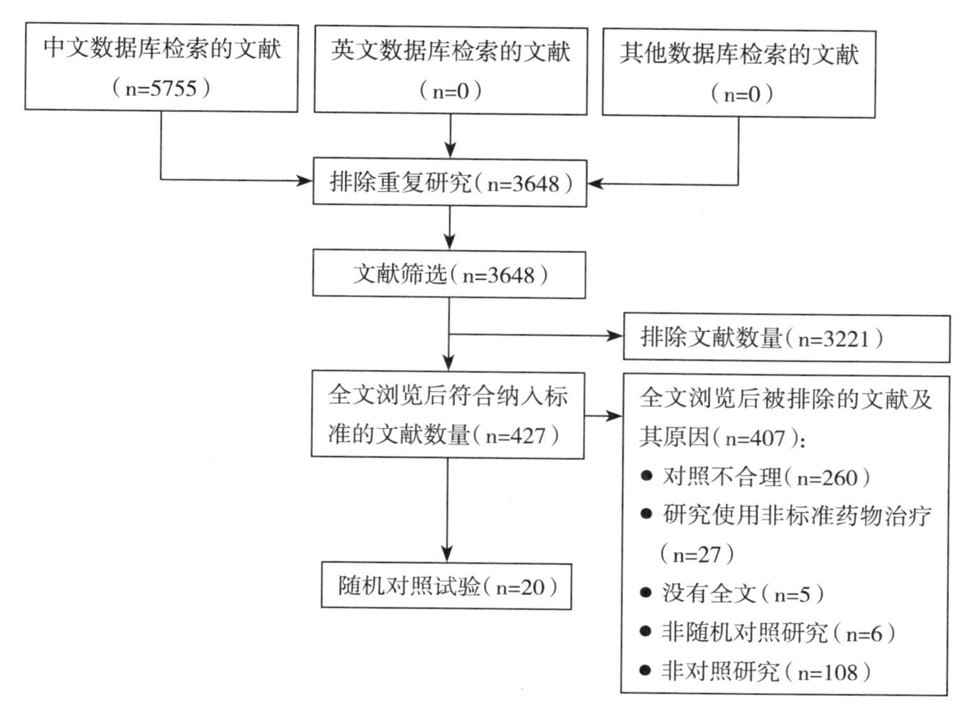

图 9-1 中医综合疗法临床研究文献筛选流程图

方法学质量

采用 Cochrane 协作网偏倚风险评估工具对随机对照试验进行方法学质量评价，具体内容包括以下七个方面：

- 随机序列产生：2 个研究因使用合适的方法进行分组被评为低偏倚风险，分别是随机数字表（S395）和抽签（S377）。剩下的研究因细节不够评估为“不清楚”。
- 分配方案隐藏：没有研究报告分配隐藏，故所有研究在此方面的偏倚风险评价为“不清楚”。
- 对受试者设盲：因为干预方法特性，不可能对受试者设盲，在这两方面所有研究被评估为“高风险”。
- 对研究者设盲：因为干预方法特性，不可能对研究人员设盲，在这两方面所有研究被评估为“高风险”。
- 对结局评价者设盲：没有研究报告盲结局评价者，故在这方面所有研究的偏倚风险被评估为“不清楚”。

- 不完全数据报告：17 个研究因为有完整数据进行分析或用合适的方法解释缺失数据被评估为“低风险”；3 个研究报告有数据缺失，但没有用方法计算缺失数据（S379，S389，S392），因此不完全数据报告方面的偏倚风险评为“不清楚”。
- 选择性报告：所有研究其他研究因不能找到试验方案被评估为“不清楚”。

综上所述，本章纳入研究的方法学质量参差不齐，纳入研究的整体方法学质量低，结果解释需谨慎（表 9-2）。

表 9-2　中医综合疗法纳入随机对照试验的方法学质量

偏倚风险的维度	低风险 n（%）	不清楚 n（%）	高风险 n（%）
随机序列产生	2（10%）	18（90%）	0（0%）
分配方案隐藏	0（0%）	20（100%）	0（0%）
盲受试者	0（0%）	0（0%）	20（100%）
盲研究人员	0（0%）	0（0%）	20（100%）
盲结局评价者	0（0%）	20（100%）	0（0%）
不完全数据报告	17（85%）	3（15%）	0（0%）
选择性报告	0（0%）	20（100%）	0（0%）

中医综合疗法的疗效

12 种不同综合疗法用于改善变应性鼻炎症状和体征。5 个比较中药加针刺、报告的结局指标是总有效率（症状体征整体改善≥ 21%）的研究可合并数据进行分析（S378，S382，S384，S387，S388）。中药加针刺的中医综合疗法治疗变应性鼻炎比抗组胺药物能提高总有效率（RR：1.28[1.05，1.57]），但统计异质性高（I^2=74%）。通过分析，发现一个研究导致异质性高（S378）。这个研究报告变应性鼻炎患者组间体征评分相似，但是治疗组（30 人中 17 人改善）和对照组（30 人中 3 人改善）的总有效率明显不同。当这个研究不纳入分析，可以看到相似的结果（RR：1.19[1.09，1.31]），但是其可信区间窄和异质性小（I^2=3%）。这个结果更可能是中药加针刺疗效的真实反映。

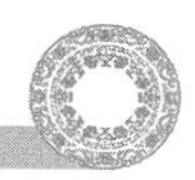

三个中药加穴位敷贴的研究进行了 meta 分析（S391，S392，S396）。与抗组胺药物比较，中药加穴位敷贴组治疗变应性鼻炎能提高总有效率（症状体征整体改善≥ 21%）（RR：1.12[1.01，1.23]，I^2=41%）。部分中医综合疗法的单个研究结果显示并不优于西药对照组（表 9-3）。两个研究显示中医综合疗法在鼻部症状总分方面获益，其中一个研究显示：与抗组胺药和鼻腔减充血剂比较，穴位注射加推拿能减轻鼻部症状（S393）；另一个研究显示：与抗组胺药物相比，中药加穴位敷贴明显改善鼻部症状（S385）。一个研究显示接受中药加针刺疗法的患者鼻部症状总分比接受抗组胺药治疗的差（S378）。与单独用抗组胺药相比，中药加推拿联合抗组胺药治疗的患者鼻痒、喷嚏、流涕和鼻塞症状改善明显（S389）。

一个研究报告了健康相关的生活质量状况，与氯雷他定相比，中药沐足加耳压中医综合治疗能降低鼻结膜炎生活质量量表评分（RQLQ），提示中药沐足加耳压中医综合治疗能改善变应性鼻炎患者的生活质量（S383）。

穴位注射和穴位离子导入与中药综合治疗能提高总有效率（症状体征整体改善≥ 21%）（S386，S390）。中医综合疗法如耳针加推拿（S394）、针刺加拔罐（S395）也显示对总有效率有益。但中药加针刺联合氯雷他定（S377）、中药加穴位敷贴联合脱敏治疗（S379）、中药加穴位注射联合氯雷他定（S397）、中药加推拿联合氯雷他定（S389），总有效率并无获益。

表 9-3　综合疗法的疗效

干预措施	对照组	结局指标	效应值（RR or MD，95% CI，I^2）	受试者数量	研究数量（参考文献）
中药加针刺	抗组胺药	总有效率（整体改善≥ 21%）	RR 1.28[1.05，1.57]*，I^2=74%	402	5：（S378，S382，S384，S387，S388）
		鼻部症状总分	MD 3.26[2.80，3.72]*	60	1：（S378）
中药加穴位敷贴	抗组胺药	总有效率（整体改善≥ 21%）	RR 1.12[1.01，1.23]*，I^2=41%	684	3：（S391，S392，S396）

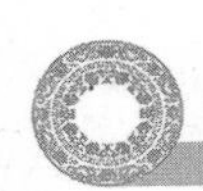

续表

干预措施	对照组	结局指标	效应值（RR or MD，95% CI，I^2）	受试者数量	研究数量（参考文献）
		鼻部症状总分	MD −1.19[−0.67，−1.71]*	59	1:（S385）
中药加穴位注射	抗组胺药	总有效率（整体改善≥21%）	RR 1.39[1.01，1.92]*	52	1:（S386）
中药加穴位离子导入	鼻用激素	总有效率（整体改善≥21%）	RR 1.22[1.02，1.46]*	120	1:（S390）
中药加针刺联合抗组胺药	抗组胺药	总有效率（整体改善≥21%）	RR 1.24[0.99，1.55]	100	1:（S377）
		鼻部症状总分	MD −0.63[−1.26，−0.00]#	100	1:（S377）
中药加穴位敷贴联合脱敏治疗	脱敏治疗	总有效率（整体改善≥21%）	RR 1.15[0.95，1.39]	72	1:（S379）
中药加推拿联合抗组胺药	抗组胺药	总有效率（整体改善≥21%）	RR 1.18[0.96，1.44]	72	1:（S389）
		鼻痒评分	MD −1.10[−1.40，−0.80]*	72	1:（S389）
		喷嚏评分	MD −1.20[−1.82，−0.58]*	72	1:（S389）
		流涕评分	MD −1.10[−1.63，−0.57]*	72	1:（S389）
		鼻塞评分	MD −1.60[−1.90，−1.30]*	72	1:（S389）

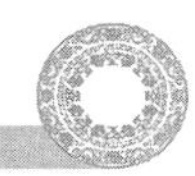

续表

干预措施	对照组	结局指标	效应值(RR or MD, 95% CI, I^2)	受试者数量	研究数量(参考文献)
中药加穴位注射联合抗组胺药	抗组胺药	总有效率(整体改善≥21%)	RR 1.17[0.94, 1.44]	80	1:(S397)
中药沐足加耳压	抗组胺药	RQLQ	MD -6.66[-9.41, -3.91]*	100	1:(S383)
针刺加拔罐	抗组胺药	总有效率(整体改善≥21%)	RR 1.29[1.03, 1.61]*	56	1:(S395)
穴位注射加推拿	抗组胺药加鼻用减充血剂	鼻部症状总分	MD -1.94[-2.88, -1.00]*#	78	1:(S393)
耳针加推拿	抗组胺药加鼻用减充血剂	总有效率(整体改善≥21%)	RR 1.50[1.14, 1.97]*	80	1:(S394)

*有统计学意义

中医综合疗法治疗变应性鼻炎的安全性

9个研究报告了不良事件(S377, S379, S380, S384, S392~S395, S397),其中3个研究报告没有不良事件发生(S377, S384, S397)。治疗组的不良事件包括有头晕(3例)、皮肤潮红和水疱(一个研究例数不明,另一个研究报告发生率是1.28%)和瘙痒(2例)。对照组不良事件包括恶心(5例)、口干、困倦、乏力或头晕(4例)和瘙痒(1例)。总的来说,中医综合治疗不良事件少,皮肤潮红和水疱是穴位敷贴治疗后常见反应,被认为是该疗法的疗效指标。

二、治疗变应性鼻炎的中医综合疗法总结

治疗变应性鼻炎的中医综合疗法有多种。中药通常与针刺疗法综合使

用，部分研究采用中医综合疗法联合西药治疗。中药加针刺和中药加穴位敷贴是最常评价的干预措施，很可能反映了中医药治疗变应性鼻炎的临床实际情况。

研究报告的主要结局指标是总有效率和鼻部症状总评分，很少研究报告健康相关生活质量，没有研究报告特异性 IgE。一些中医综合疗法使变应性鼻炎患者受益，但其中大部分中医综合疗法是基于单一研究结论，很难保证这些结果在临床实践中可重复性。虽然有越来越多变应性鼻炎的中医综合疗法的证据，仍需要更多的高质量和科学严谨的研究介绍现代中医的临床实践。

（一）整体证据

中医综合疗法随机对照试验使用的治疗变应性鼻炎中医综合治疗方法多样，纳入文献只能进行两个 meta 分析。中药加针刺、中药加穴位敷贴两种综合疗法在总有效率方面获益。还需要进一步研究来评价中医综合疗法治疗变应性鼻炎的疗效。

（二）临床实践意义

中药加针刺、中药加穴位敷贴两种中医综合疗法能改善变应性鼻炎的症状和体征。临床医师可以考虑使用中药方剂玉屏风散和小青龙汤，针刺穴位可选 LI20 迎香、BL13 肺俞、ST36 足三里、EX-HN3 印堂、GV14 大椎和 LI4 合谷。

第十章　中医治疗变应性鼻炎的整体证据总结

导语：中医越来越多地用于变应性鼻炎治疗，并有大量相关的临床研究。目前常规西医治疗能缓解变应性鼻炎症状，尚不能治愈该病，长期使用且可能导致不良副作用。因此，中医疗法的价值愈发凸显。临床研究证据结果显示，口服中药、针刺和其他中医疗法有前景。本章对中医治疗变应性鼻炎的“整体证据”进行分析总结，为临床决策提供依据。

“变应性鼻炎”是现代医学术语，在中医经典古籍中，这种疾病可能被归类到不同病种中。普遍认为中医经典古籍中的“鼻鼽”和“鼽嚏”指的是“变应性鼻炎”。但是，我们通过系统分析发现，只有约10%“鼻鼽”条文最可能是变应性鼻炎，这些条文出现在宋元朝代后。历史上均用口服中药、针刺和灸法治疗变应性鼻炎类病。目前临床实践指南、教科书或著作推荐一系列中医药疗法，包括：口服和外用中药、体针、耳针、穴位敷贴和灸法等。本书研究结果表明，已有研究证实中药和针灸及相关疗法治疗变应性鼻炎有效，但证实其他中医疗法治疗变应性鼻炎有效的临床证据仍然不足。相关证据概述如下。

一、中药

中药治疗变应性鼻炎存在各种类型的证据。口服中药复方是中医古籍记载的治疗措施。当代教科书和指南仍推荐采用这些方法。此外，部分教科书、指南和专著也建议使用一些现代中成药。不过，部分中成药还未经规范的临床试验评估。

确定关于变应性鼻炎治疗的古籍条文具有挑战性，因为古人没有认识到过敏是这种疾病的病因。本研究基于典型的鼻部症状组合和疾病发作特点，筛选采用中药治疗变应性鼻炎类病的条文。然而，很难识别这些疗法是专门治疗变应性鼻炎或其他类型的鼻炎。根据我们对条文的分析，变应性鼻炎类病的中医病因认为是肺虚合并外部风寒入侵（清朝的书中介绍了脾虚）。因此大部分古籍对治疗变应性鼻炎类病的建议是补肺和祛邪（健脾只记载在清朝发行的书中）。中药“细辛、附子、肉桂”纳入最常用的中药列表，推测肾阳虚是变应性鼻炎类病的病因之一。

当前实践指南和教科书推荐的一些中药方剂已进行临床研究，然而，证实这些推荐方剂的疗效研究较少。事实上，许多用于临床研究的方剂没有标准方名，但可能是经典方的加减方。临床研究报告了最常用的中药，分别是：黄芪、防风、白术、甘草、苍耳子和辛夷。这些中药被证实有抗过敏或抗炎症反应作用，可能是变应性鼻炎的核心中药。

临床证据表明，中药不管是单独使用还是中西医结合应用，均有利于改善变应性鼻炎患者部分或所有鼻部症状（鼻痒、打喷嚏、流鼻涕和鼻塞）和提高总有效率。中药的长期疗效尚未证实，因为纳入的研究只报道总有效率或复发率，而目前复发率定义尚不明确。缺乏健康相关生活质量的证据。总的来说，中药疗法治疗变应性鼻炎存在有效性证据，但所使用方剂和中药差异很大。临床研究发现，中药疗法比常规西医疗法相比，中药疗法导致的不良事件轻微，且能减少不良事件，一般被认为是治疗变应性鼻炎的安全方法。

中药证据类型总结

表 10-1 总结了分别在临床指南和教科书（第二章）、古籍文献（第三章）和临床研究（第五章）提及的中药方剂，基于方剂名称进行评价。纳入研究具有相同或有相似药物组成的、但很可能有不同方名的方剂。因为方剂相似度评价很复杂，故没有进行评价；列出方剂的实际使用次数可能比实际报告多。

许多中药方剂被临床指南和教科书推荐，并有临床研究证据；一些临床指南和教科书没有推荐方剂（单味药或复方）也进行了临床研究评价。表 10-1 列出了第二章推荐的，以及有临床研究证据的方剂。随着历史的变迁，社会和生活环境的改变，古今对本病病因的认识不断深入和发展，因此，在古籍用于治疗变应性鼻炎类病的方剂与目前临床不尽相同。一方面，部分出现在现代文

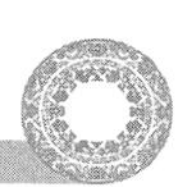

献中或经常被临床研究评价的方剂并未出现在古籍记载中；另一方面，部分古籍中经常描述的方剂并未出现在现代文献或临床研究中。此外，经过临床研究验证的、有可靠证据的方药（如小青龙汤）并未出现在教科书和指南中。这表明，现代临床指南和教科书与中药治疗变应性鼻炎的临床实践有一定差距。

表 10-1　中药方剂汇总表

方剂名	纳入临床指南和教科书证据（第二章）	古籍证据（条文数量）（第三章）	临床研究证据（第五章）随机对照试验（研究数量）	非随机对照试验（研究数量）	无对照研究（研究数量）	综合疗法纳入研究（第九章）
口服中药						
玉屏风散	是	0	15	3	8	是
补中益气汤	是	11	8	2	0	否
金匮肾气丸	是	0	1	0	0	否
右归丸	是	0	1	0	1	否
温肺止流丹	是	0	2	0	1	否
辛夷清肺饮	是	0	2	0	2	否
千柏鼻炎片	是	0	1	0	0	否
辛芩颗粒	是	0	2	1	1	否
小青龙汤	否	0	6	1	5	是
局部用中药						
葱白滴鼻液；滴鼻灵滴鼻	是	0	0	0	0	否
细辛膏塞鼻	是	14	0	0	0	否
鹅不食草粉加凡士林药膏涂鼻	是	0	0	0	0	否
嗅白芷、川芎、细辛和辛夷粉末	是	0	0	0	0	否

二、针灸及相关疗法

针灸及相关疗法治疗变应性鼻炎历史悠久。针灸及相关疗法在古籍和现代文献中均有描述，并进行临床研究，共有107个研究符合本书纳入标准。

现代临床指南和教科书、古籍和临床研究对针灸及相关疗法治疗变应性鼻炎的认识基本一致。现代临床指南和教科书推荐针刺和灸法，这些方法在古籍中有记载，并有临床研究进行评价。其他治疗方法如耳针、穴位注射和穴位敷贴被现代临床指南和教科书推荐，并进行了随机对照试验。激光针刺和埋线治疗没有被临床指南推荐，少数随机对照试验评价了这些疗法，提示这些疗法不常用于治疗变应性鼻炎。

在所有临床研究中最常使用的针刺穴位分别是：BL13 肺俞、LI20 迎香、BL23 肾俞、ST36 足三里、GV14 大椎、BL20 脾俞、EX-HN3 印堂、LI4 合谷、BL12 风门和 BL43 膏肓。这些穴位中，其中三个穴位在古籍有记载、临床教科书和指南推荐并且有临床研究评价，分别是：BL13 肺俞、LI20 迎香和 ST36 足三里。

很少临床研究报告经过验证的结局指标，最常使用的结局指标是总有效率。与目前西医治疗进行疗效比较时，可选用的结局指标如鼻部症状总分（TNSS）和鼻结膜炎生活质量量表（RQLQ）。随机对照试验的证据显示针灸及相关疗法可改善变应性鼻炎的症状和体征。

- 针刺能提高总有效率（症状体征整体改善≥ 21%），改善健康相关的生活质量（RQLQ）。
- 穴位敷贴能提高总有效率（症状体征整体改善≥ 21%）。
- 穴位注射能提高总有效率（症状体征整体改善≥ 21%）。
- 灸法在提高总有效率（症状体征整体改善≥ 21%）方面可能有长期疗效。

有些临床研究报告了不良事件。治疗组报告的不良事件少，提示针灸及相关疗法耐受性好，是变应性鼻炎患者可选择的一种安全治疗方法。

针灸及相关疗法的证据类型总结

总的来说，在所有类型的证据中干预措施存在一致性（表 10-2）。古籍中记载的针刺和灸法治疗变应性鼻炎历史悠久，针刺和灸法也被指南推荐。34

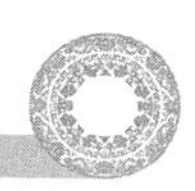

个临床研究评价了针刺，10个临床研究评价灸法。

针灸及相关疗法近代发展包括耳压和穴位注射治疗，两者在临床指南和临床研究中均有记载。虽然耳针法没被临床教科书和指南推荐，但是其理论与耳压法是一样的，因此可认为耳针法是变应性鼻炎另一种有效治疗方法，但要注意该方法有创。穴位敷贴是所有临床研究最常评价的一种干预措施，也被变应性鼻炎临床指南推荐。

表 10-2　针灸及相关疗法总结

针灸及相关疗法	纳入临床指南和教科书（第二章）	古籍证据（研究数量）（第三章）	临床研究证据（第七章）			综合疗法纳入研究（第五章）
			随机对照试验（研究数量）	非随机对照试验（研究数量）	无对照研究（研究数量）	
体针	是	10	24	3	7	是
灸法	是	2	8	0	2	否
耳针	是	0	0	1	0	是
穴位注射	是	0	6	0	7	是
穴位敷贴	是	0	20	5	17	是
埋线	否	0	2	2	5	否
激光针刺	否	0	1	0	0	是
耳压法	是	0	3	0	2	是

有些研究使用1种以上的干预方法，如针刺加灸法，这些疗法在这表格中分开计算。

三、其他中医疗法

在一系列可用于治疗变应性鼻炎的中医其他疗法中，只有推拿在古籍和现代文献有记载，并且在临床研究进行评价。刺络放血疗法被临床研究评价，但没有被临床教科书和指南推荐为变应性鼻炎的治疗方法。

很少研究符合纳入标准，只有6个临床研究评价其他中医疗法。这结果建议临床实践者治疗变应性鼻炎应更多考虑选用中药和针灸及相关疗法。推拿的单一研究结果显示该疗法没有获益。拟选择这疗法的临床医生应结合目前证据的结果考虑。

刺络放血疗法作为中西医结合疗法在单一研究中显示没有获益，本书检索的古籍文献没有相关记载，该疗法亦没有被临床教科书和指南推荐。鉴于此，临床从业者应慎用。目前没有足够的证据支持变应性鼻炎的其他中医疗法。

其他中医疗法的证据类型总结

推拿被变应性鼻炎的临床教科书和指南推荐使用，但是缺乏证据支持。很少其他中医疗法被评价，可用于治疗变应性鼻炎的其他中医疗法有待进一步研究评价。

表 10-3 其他中医疗法总结

其他中医疗法	纳入临床指南和教科书（第二章）	古籍证据（研究数量）（第三章）	临床研究证据（第八章）			综合疗法纳入研究（第九章）
			随机对照试验（研究数量）	非随机对照试验（研究数量）	无对照研究（研究数量）	
推拿	是	0	2	否	0	否
刺络放血疗法	否	0	1	0	3	否

四、临床指导意义

随着国际上对循证医学的重视，对高质量中医药研究证据的需求日益增长，这意味着中医古籍记载和临床实践中使用的证据必须经过临床研究的证实。将研究证据结合古代医家以及专家的经验，我们能够更好地理解怎样治疗变应性鼻炎，以及能够在哪些方面、多大程度上获得改善。事实上，本书的研究为推荐使用中医疗法治疗变应性鼻炎提供了证据支持，并强调了中医在变应性鼻炎患者管理中的重要性。

一般认为变应性鼻炎与历史上的“鼻鼽”相关，故古籍中“鼻鼽”的治疗方法适用于变应性鼻炎。我们研究发现，宋元朝以后的古籍在“鼻鼽”相关条文中介绍了更可能是变应性鼻炎的内容。因此，建议医生及研究者查阅古籍指导变应性鼻炎的中医治疗时，应考虑古籍年代的因素。

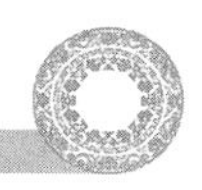

变应性鼻炎的病因病机在古籍、现代文献和目前临床实践上总体一致。简言之，肺气虚是主要基本病机，脾气虚和肾阳虚也是变应性鼻炎的病因病机。部分变应性鼻炎患者也可见到肺热证型。古籍条文使用的大部分中药方剂、穴位与现代使用的基本相似。

临床证据评价结果表明，中药、针灸等是治疗变应性鼻炎可选择的治疗方法。现有的临床研究发现黄芪、防风、辛夷、白术、苍耳子和甘草是变应性鼻炎高频使用、且有潜在疗效的药物，这些药物也可能是变应性鼻炎的核心药物，提示变应性鼻炎的核心病机是气虚（肺脾气虚为主），因此临床实践可考虑在核心处方的基础上辨证、辨症加减。值得关注的是，在西药治疗时可考虑联合使用中药方剂，中西医结合疗法比常规西药治疗可能更好地改善临床结局指标，并且可能减少西药的副作用。纳入研究的针灸疗法各异，但选用穴位的重复性较高。针刺、穴位敷贴、穴位注射可能对变应性鼻炎有益，但穴位敷贴和穴位注射在国外并不常用，因此可视地区选择使用。目前刺络放血疗法和推拿按摩治疗变应性鼻炎的研究证据少，推拿按摩虽被临床指南和教科书推荐，有待更多高质量的临床研究证实其疗效，临床医生应谨慎选择有创的刺络放血疗法治疗变应性鼻炎。

五、研究指导意义

越来越多的临床研究对中医疗法进行评价，这一趋势符合循证医学的需求，也符合用科学技术来验证医疗效果的需求。基于前期研究的成果和确定有效领域，从中医治疗变应性鼻炎的临床研究中获得的信息，有益于明确未来的研究方向。

中药、针刺、灸法的阳性结果令人鼓舞，但仍需要大样本的、高质量的研究进一步证实，尤其需注意选用国际公认的结局指标、更长疗程、有随访数据、严谨的研究设计和完整的疗效和安全性的报告。中医疗法存在多样性，临床常常综合使用几种疗法，反映了中医临床实践的特点。今后的研究应侧重于确定最有前景的研究结果，研究临床上可广泛使用的中医疗法。标准化中药方剂、特定穴位组合和中医联合疗法可能是未来的研究方向。

确定中医治疗变应性鼻炎未来的临床研究策略超出了本书范围，以下仅提出一些应重点关注的环节。

研究方法

- 采用科学严谨的方法设计随机对照试验，研究过程要特别重视随机序列的产生和分配方案隐藏。使用安慰剂或假对照以确保受试者和研究人员的盲法实施。
- 变应性鼻炎的结局指标应选用经过验证的、国际指南推荐的指标。除鼻部症状评分外，健康相关生活质量可作为一个重要的结局指标。
- 变应性鼻炎是长期反复发作性疾病，随访期评价变应性鼻炎中医疗法的长期疗效应采用经过验证的结局指标。
- 应在临床试验注册中心注册临床试验方案，或在随机对照试验实施前发表方案，以提高研究的透明度。

干预措施

- 研究者应解释干预措施的基本原理，包括中药的剂量、给药方式和穴位的选择。
- 保证中药材质量，中成药制品应尽可能报告其主要的活性成分及含量。
- 研究设计的纳入或排除标准应包括中医证候，提高临床实践的可操作性。

研究报告

- 中药相关的临床研究报告应遵循 CONSORT 声明[1]标准，针刺相关的临床研究报告应 STRICTA 标准[2]。
- 研究者应提供更多有关具体方剂和穴位处方的加减等个性化修改细节，以更好地指导临床实践。
- 对当前临床指南推荐方案的任何修改或调整，都应在报告时详述修改原因和修改细节。

参 考 文 献

1. Begg C, Cho M, Eastwood S, et al. Improving the quality of reporting of randomized controlled trials. The CONSORT statement[J]. JAMA, 1996, 276(8): 637-639.

2. MacPherson H, White A, Cummings M, et al. Standards for reporting interventions in controlled trials of acupuncture: the STRICTA recommendations[J]. Journal of alternative and complementary medicine(New York, N. Y.), 2001, 9(4): 246-249.

附录1 纳入研究的参考文献

编号	参考文献
S1	鲍爱春. 小青龙合剂治疗变应性鼻炎的临床观察 [J]. 中国当代医药, 2013, 20(31): 109-110.
S2	王晓岚. 玉屏风散合过敏煎治疗小儿过敏性鼻炎 50 例疗效观察 [J]. 新中医, 2013, 45(10): 80-81.
S3	杨祁. 益气温阳方治疗儿童变应性鼻炎的临床疗效观察 [D]. 南京: 南京中医药大学, 2012.
S4	李蕾. 玉蝉卫肺丸治疗变应性鼻炎肺脾气虚证的临床研究 [D]. 北京: 中国中医科学院, 2010.
S5	迟立萍. 小青龙汤配合针灸治疗变应性鼻炎 30 例观察 [J]. 实用中医药杂志, 2012, 28(7): 544-545.
S6	张东霞, 姚翔. 鼻清灵鼻腔冲洗治疗过敏性鼻炎 60 例 [J]. 山东中医药大学学报, 2013, 37(2): 132-133.
S7	Walanj S, Walanj A, Mohan V, et al. Efficacy and safety of the topical use of intranasal cinnamon bark extract in seasonal allergic rhinitis patients: A double-blind placebo-controlled pilot study[J]. Journal of herbal medicine, 2014, 4(1): 37-47.
S8	邓立柱. 柴胡桂枝汤辅助治疗变应性鼻炎临床分析 [J]. 内蒙古中医药, 2011, 30(6): 24-25.
S9	褚国敏. 丙酸倍氯米松喷雾剂结合辛夷鼻炎丸治疗常年变应性鼻炎疗效观察 [J]. 海峡药学, 2011, 23(1): 78-79.
S10	曾莺. 加用宣肺平喘通窍方治疗儿童哮喘并变应性鼻炎的疗效观察 [J]. 广西中医学院学报, 2011, 14(1): 9-11.
S11	郭锡池, 郭泽举, 陈小华, 等. 中西结合治疗支气管哮喘合并变应性鼻炎的临床研究 [J]. 中国医药导报, 2010, 7(32): 38-39.

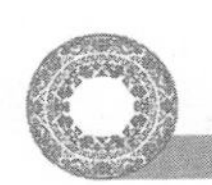

续表

编号	参考文献
S12	施浩，林进潮，杨悦，等. 孟鲁司特联合补肾温肺方治疗支气管哮喘合并变应性鼻炎的疗效分析 [J]. 中国医药科学，2011，1(18)：55-56.
S13	仲锡铜，张玲. 黄芪防芷汤对变应性鼻炎患者血清 IgE，IL-4，IL-12 含量的影响 [J]. 实用临床医药杂志，2012，16(15)：54-56.
S14	徐娅冬，孙洪宽. 中西医结合治疗常年性变应性鼻炎疗效观察 [J]. 时珍国医国药，2012，23(1)：249-250.
S15	徐庆文，孙一帆，樊治军，等. 中医辨证结合脱敏治疗变应性鼻炎临床观察 [J]. 新中医，2012，44(9)：72-74.
S16	陈平. 小青龙汤联合鼻部熏蒸治疗变应性鼻炎 53 例 [J]. 河南中医，2012，32(11)：1433-1435.
S17	冯纬纭. 培土生金法治疗常年性变应性鼻炎的临床研究 [J]. 广西中医药，2010，33(5)：8-10.
S18	何红宇，郭侢和. 鼻鼽饮治疗常年性变态反应性鼻炎气虚血瘀证 30 例临床研究 [J]. 现代中西医结合杂志，2007，16(32)：4764-4765.
S19	黄平，余亚斌，马兆鑫. 截敏祛风 2 号方治疗变应性鼻炎临床研究 [J]. 上海中医药杂志，2010，44(3)：32-34.
S20	李志鹏，曹月娇. 益气固卫汤治疗变应性鼻炎疗效观察 [J]. 浙江中西医结合杂志，2013，23(3)：223-224.
S21	刘宝，田理. 苓桂术甘汤加味治疗常年性变应性鼻炎发作期痰饮上犯证临床研究 [J]. 四川中医，2013，31(5)：114-116.
S22	吕斌，常克，王海俊，等. 调和营卫法治疗过敏性鼻炎 60 例疗效观察 [J]. 山西中医，2011，27(3)：10-11.
S23	提桂香，钟润琪. 祛风通窍汤治疗肺卫气虚型常年性变应性鼻炎临床观察 [J]. 河北中医，2013，35(2)：179-181.
S24	杨花荣. 补中益气汤加减治疗变应性鼻炎 23 例的疗效观察 [J]. 国际中医中药杂志，2011，33(12)：1074-1076.
S25	杨立华，程晓爽. 鼻痒煎剂和抗组胺药治疗变应性鼻炎疗效的对比观察 [J]. 中医杂志，1996，37(4)：235.
S26	于圣立. 补中益气汤加减治疗变应性鼻炎疗效的对比观察 [J]. 中国药物与临床，2005，5(1)：60.

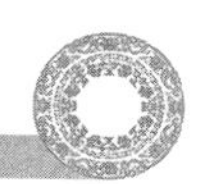

续表

编号	参考文献
S27	朱伟嵘，张守杰，邓德厚，等. 地参祛风合剂治疗变应性鼻炎的随机对照临床研究 [J]. 中西医结合学报，2008，6(7)：700-703.
S28	刘宝. 苓桂术甘汤加味治疗常年性变应性鼻炎发作期痰饮上犯证临床研究 [D]. 成都：成都中医药大学，2011.
S29	周羽. 益气健脾通窍法治疗变应性鼻炎的临床研究 [D]. 成都：成都中医药大学，2011.
S30	陈欣欣，黄健，符绩雄. 祛敏通鼻喷膜剂治疗常年性变应性鼻炎 57 例疗效观察 [J]. 新中医，2007，39(7)：41-42.
S31	吴飞虎，朱丹华，刘钢. 复方鹅芪鼻腔冲洗液治疗变应性鼻炎的临床疗效观察及其对鼻黏膜纤毛清除时间的影响 [J]. 中医外治杂志，2012，21(5)：8-10.
S32	Zhao Y, Woo KS, Ma KH, et al. Treatment of perennial allergic rhinitis using Shi-Bi-Lin, a Chinese herbal formula[J]. Journal of ethnopharmacology, 2009, 122(1): 100-105.
S33	花丽. 玉屏风颗粒联合氯雷他定片对过敏性鼻炎患者症状及免疫功能的改善作用研究 [J]. 现代中西医结合杂志，2013，22(12)：1278-1280.
S34	李进宁，雷彩兰. 调元脱敏片联合西药治疗变应性鼻炎 70 例疗效观察 [J]. 中医药通报，2006，5(2)：48-50.
S35	唐月英，曾屹生，陈宇，等. 清肺通窍汤对肺经伏热型变应性鼻炎的临床疗效观察 [J]. 光明中医，2012，27(6)：1110-1112.
S36	任禾. 中西医结合治疗变应性鼻炎疗效观察 [J]. 中国中医药信息杂志，2012，19(7)：78-79.
S37	刘桂荣. 加味玉屏风散治疗肺气虚寒型常年性变应性鼻炎的疗效观察 [D]. 福州：福建中医药大学，2012.
S38	姜永进. 中西结合治疗过敏性鼻炎 480 例 [J]. 陕西中医，2007，28(11)：1492-1493.
S39	朱丹华，吴飞虎. 复方辛夷滴鼻液配合粉尘螨滴剂治疗粉尘螨性变应性鼻炎疗效观察 [J]. 中医药临床杂志，2011，23(7)：597-599.
S40	李婷婷. 益气通窍止咳汤治疗上气道咳嗽综合征(肺脾气虚风痰阻窍型)临床分析 [D]. 武汉：湖北中医药大学，2010.

续表

编号	参考文献
S41	张新明，关国能．中西医结合治疗以鼻塞为主症的常年性变应性鼻炎疗效观察[J]. 临床合理用药杂志，2009，2(12)：48-49.
S42	Lenon GB, Li CG, Da Costa C, et al. Lack of efficacy of a herbal preparation (RCM-102) for seasonal allergic rhinitis: a double blind, randomised, placebo-controlled trial[J]. Asia pacific allergy, 2012, 2(3): 187-194.
S43	高健美．桔梗元参汤合玉屏风散超声雾化吸入治疗小儿过敏性鼻炎[J]. 中医学报，2013，28(8)：19-20.
S44	冯纬纭，王小平，张勉，等．过敏性鼻炎口服液治疗常年性变态反应性鼻炎的临床研究[J]. 广州中医药大学学报，2004，21(2)：101-104.
S45	陈闽琪，陈舒华，张继平，等．鼻敏片治疗常年性变应性鼻炎的疗效观察[J]. 中国中西医结合耳鼻咽喉科杂志，2005，13(4)：196-198.
S46	冯纬纭．抗过敏性鼻炎口服液对常年性变应性鼻炎 ltc4 的影响[J]. 广西中医药，2006，29(6)：9-11.
S47	胡开敏，何裕民．中药灵芝复方治疗变应性鼻炎及相关体质的研究[J]. 上海中医药杂志，2000，34(8)：39-41.
S48	李政海，阮碧芳，刘大新，等．滴通鼻炎水喷雾剂治疗变应性鼻炎的临床研究[J]. 现代药物与临床，2011，26(4)：319-322.
S49	陈宣龙．用辛芩颗粒薰蒸加口服治疗常年性过敏性鼻炎疗效观察[J]. 中国现代医药杂志，2006，8(7)：136.
S50	段晓慧，孙静，潘晓明，等．温肾纳气、益气固卫法治疗变应性鼻炎 82 例[J]. 甘肃中医，2009，22(6)：21-22.
S51	江坚．中药治疗变应性鼻炎 60 例[J]. 中医研究，2005，18(1)：34.
S52	骆斌，骆庆峰，赵京宁，等．宣肺通窍法治疗变应性鼻炎临床观察[J]. 北京中医药大学学报，2005，28(6)：80-82.
S53	吴欣华，程永华，漆一飞．禾邦苍耳子鼻炎胶囊治疗常年性变应性鼻炎临床观察[J]. 临床耳鼻咽喉头颈外科杂志，2007，21(17)：809.
S54	张立刚，陈杰，牛生录．截鼽汤加减治疗变应性鼻炎 68 例[J]. 陕西中医学院学报，2007，30(2)：32.
S55	曹焕光，李湘，韦明壮，等．益气温阳法中成药丸剂治疗变应性鼻炎临床研究[J]. 辽宁中医杂志，2009，36(9)：1538-1540.

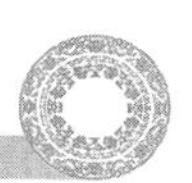

续表

编号	参考文献
S56	常春霞，秦荣艳，王文才．止鼽方治疗变应性鼻炎 43 例疗效观察 [J]．河北中医，2012，34(1)：40-41.
S57	陈旭辉，李艳青，黄平，等．截敏祛风汤治疗常年性变应性鼻炎的疗效与疗程研究 [J]．中国中西医结合耳鼻咽喉科杂志，2011，19(5)：333-335，373.
S58	陈宇，唐月英，张国庆，等．内治益气固表合外治祛风通窍法治疗常年性变应性鼻炎的临床研究 [J]．光明中医，2009，24(5)：844-846.
S59	冯纬纭，王力宁，徐娟丽，等．六味地黄丸治疗变态反应性鼻炎 62 例 [J]．湖南中医杂志，2008，24(5)：73-74.
S60	郭筠芳，赵章，孔巧．祛风止痒口服液治疗过敏性鼻炎疗效观察 [J]．湖北中医杂志，2010，32(10)：24-25.
S61	韩绘宇，韩留言．补肾温肺胶囊治疗过敏性鼻炎的远期疗效观察 [J]．中国中西医结合耳鼻咽喉科杂志，2002，10(5)：233-234.
S62	韩君，马华，马敏．调免脱敏胶囊治疗变应性鼻炎临床研究 [J]．中国中医药信息杂志，2004，11(12)：1045-1047.
S63	黄平，黄永久，马兆鑫．截敏祛风汤治疗变态反应性鼻炎的临床观察 [J]．上海中医药杂志，2006，40(2)：35-36.
S64	黄振扬．鼻舒胶囊治疗过敏性鼻炎 200 例临床疗效观察 [J]．中医临床研究，2012，4(10)：81，83.
S65	姜锦林，陈普艳，谭君武，等．鼻敏口服液治疗变应性鼻炎 60 例 [J]．中医杂志，2008，49(12)：1097-1098.
S66	李蕾，白桦．玉蝉卫肺丸治疗变应性鼻炎临床观察 [J]．中国中西医结合杂志，2012，32(1)：126-128.
S67	李曼，翟长云，朱爱勤．益气固表治疗变应性鼻炎 80 例临床观察 [J]．中国现代医生，2008，46(36)：104，111.
S68	凌艳君．鼻敏宁方治疗常年性变应性鼻炎 103 例临床观察 [J]．湖南中医药导报，2004，10(4)：29-30.
S69	刘玉，史军．益气脱敏汤治疗变应性鼻炎临床研究 [J]．浙江中医药大学学报，2010，32(2)：215-216.
S70	彭顺林，钟渠，袁晓辉．摄涕止鼽颗粒治疗常年性变应性鼻炎 42 例临床观察 [J]．中医杂志，2004，45(11)：836-837.

续表

编号	参考文献
S71	谯凤英，朱慧贤，赵红，等．鼻敏康汤剂治疗常年性变态反应性鼻炎疗效观察 [J]. 中国现代临床医学，2006，5(11)：13-15.
S72	沈峰．鼻敏合剂 2 号治疗变应性鼻炎 60 例 [J]. 陕西中医，2009，30(5)：583.
S73	史久永，唐兴华．玉屏风合苍耳子散加味治疗常年性变应性鼻炎 56 例 [J]. 浙江中医杂志，2009，44(1)：47.
S74	宋若会，李玲，林玲．温肺汤治疗变应性鼻炎疗效及学术价值分析 [J]. 中医药临床杂志，2011，23(10)：871-873.
S75	孙一枚．右归饮治疗肾阳虚型变应性鼻炎 47 例临床观察 [J]. 湖南中医药导报，2004，10(5)：40-41.
S76	提桂香，张予．从血分论治常年性变应性鼻炎的疗效观察 [J]. 中国中医基础医学杂志，2010，16(2)：145-146.
S77	王大海，龚兴宏，符晓，等．补肾温肺合剂治疗过敏性鼻炎的近期疗效观察 [J]. 湖南中医学院学报，2001，21(1)：42.
S78	王树勇，游会增，赵延祥，等．克敏汤治疗肺脾气虚型过敏性鼻炎 32 例临床观察 [J]. 山东中医杂志，2012，31(10)：719-720.
S79	吴拥军．益气温阳法治疗老年性常年性变应性鼻炎 30 例临床观察 [J]. 江苏中医药，2006，27(5)：42-43.
S80	徐轩，蒋中秋，严道南．鼻敏合剂治疗常年性变应性鼻炎的疗效观察 [J]. 南京中医药大学学报，1997，13(6)：340-341.
S81	闫锡联．玉屏风散加味治疗变应性鼻炎 115 例临床观察 [J]. 北京中医药大学学报，2011，34(5)：358-360.
S82	严道南，蒋中秋，徐轩，等．鼻敏 2 号合剂治疗变应性鼻炎临床疗效和对血清 IgE 影响的观察 [J]. 山东中医杂志，2002，21(1)：17-18.
S83	袁斌，韩新民，朱先康，等．鼻敏合剂Ⅱ号治疗儿童过敏性鼻炎临床观察 [J]. 中国中医药信息杂志，2009，16(8)：74-75.
S84	袁波，张治军，蒋梦穗，等．芪辛汤治疗小儿变应性鼻炎疗效观察 [J]. 中国中西医结合耳鼻咽喉科杂志，2008，16(6)：425-427.
S85	张红卫，沈祖法，金晶，等．从痰饮论治变应性鼻炎 30 例临床观察 [J]. 中医药导报，2013，19(6)：27-29.

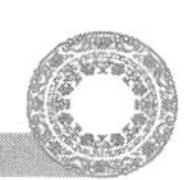

续表

编号	参考文献
S86	张群，石建国，王琴，等. 辛芩颗粒联合氯雷他定治疗变应性鼻炎疗效观察 [J]. 现代中西医结合杂志，2013，22(15)：1667-1669.
S87	张予. 健鼻合剂治疗常年性变应性鼻炎 103 例疗效观察 [J]. 中国中医药信息杂志，2007，14(7)：58-59.
S88	张予，提桂香. 固本收涩法治疗尘螨变应性鼻炎 30 例 [J]. 环球中医药，2013，6(7)：541-543.
S89	韦子章. 参苓白术散为主治疗变应性鼻炎 50 例 [J]. 陕西中医，2008，29(7)：832-833.
S90	郭晟. 抗感通鼻香囊治疗变应性鼻炎疗效观察 [J]. 广西中医药，2013，36(6)：38-39.
S91	黄桂锋. 温肺止流丹治疗常年性变应性鼻炎的临床观察 [J]. 甘肃中医，2008，21(6)：15-16.
S92	康国刚. 益气温阳脱敏汤治疗常年性变应性鼻炎 30 例疗效观察 [J]. 河北中医，2013，35(2)：202-203.
S93	梁绍钦. 加味补中益气汤治疗脾气虚型常年性变应性鼻炎的临床疗效观察 [J]. 中国卫生产业，2011，8(5)：100-101.
S94	刘玉. 自拟益气脱敏方治疗肺虚感寒型变应性鼻炎 40 例临床观察 [J]. 国医论坛，2010，25(5)：21-22.
S95	王海红. 益气固表祛风治疗常年性变态反应性鼻炎 40 例 [J]. 甘肃中医学院学报，2006，23(3)：20-22.
S96	谢欧翎. 玉屏风散加味治疗变应性鼻炎 62 例临床观察 [J]. 长春中医药大学学报，2011，27(5)：820.
S97	张晋云. 益气聪明汤加味治疗过敏性鼻炎临床观察 [J]. 湖北中医杂志，2008，30(4)：46-47.
S98	王玉明，刘持年，孙蓉. 芪辛双防滴鼻液治疗变应性鼻炎临床研究 [J]. 山东中医杂志，2003，22(4)：201-203.
S99	赵芳芳，青淑元. 苗药复方鱼鹅滴鼻剂治疗过敏性鼻炎的临床疗效观察 [J]. 中国中医药咨讯，2011，3(22)：144.
S100	郑健，罗海燕，艾斯，等. 中药醒鼻凝胶滴剂治疗小儿变应性鼻炎 50 例疗效观察 [J]. 福建中医药，2010，41(1)：3-4.

续表

编号	参考文献
S101	李洵，张亚力，刘建华. 益气通窍汤联合丹参针治疗变应性鼻炎的临床观察 [J]. 中华中医药杂志，2012，27(8)：2231-2234.
S102	谢学田，邓丽莎，黄明. 中药阶梯疗法治疗儿童变应性鼻炎 35 例 [J]. 中国现代医生，2013，51(20)：112-113，116.
S103	周德胜，刘键，邱水莲. 中药膏方结合辛荑雾化吸入治疗过敏性鼻炎的疗效观察 [J]. 河南中医，2013，33(10)：25.
S104	朱秀青. 温肺益气汤治疗变应性鼻炎的临床观察 [J]. 中国中西医结合耳鼻咽喉科杂志，2010，18(5)：274-275，282.
S105	邹连琦，牛其云，刘现荣，等. 脱敏通窍胶囊治疗气虚型过敏性鼻炎 52 例临床观察 [J]. 云南中医中药杂志，2012，33(6)：36-37.
S106	曹均告，丁雁，程昌容. 苍耳子颗粒治疗变应性鼻炎 30 例临床观察 [J]. 西南军医，2007，9(3)：71-72.
S107	董伟，郑荣华，王忆勤，等. 自拟抗通方治疗过敏性鼻炎临床观察 [J]. 辽宁中医杂志，2013，40(5)：949-950.
S108	郭春生. 鼻炎复康汤治疗过敏性鼻炎 65 例 [J]. 河南中医学院学报，2006，21(6)：54-55.
S109	金慧鸣. 劫敏汤治疗常年性变应性鼻炎 45 例 [J]. 中医杂志，2007，48(7)：621-622.
S110	凌群恩，陈维斌，辛智武. 复方徐长卿合剂治疗变应性鼻炎的临床观察与体会 [J]. 亚太传统医药，2007，3(12)：45-46.
S111	刘增昌，陆永和，叶青，等. 鼻炎片防治变应性鼻炎疗效观察 [J]. 实用中医药杂志，2005，21(6)：332-333.
S112	彭顺林，钟渠，黄青松，等. 鼻敏灵治疗变应性鼻炎 36 例临床观察 [J]. 中国中医药信息杂志，2001，8(3)：58-59.
S113	宋玉红，赵雯，崔国玲. 自制明芪胶囊治疗变应性鼻炎 60 例疗效观察 [J]. 山东医药，2002，42(16)：45-46.
S114	滕磊，忻耀杰，寻满湘. 清金百部汤治疗燥红质变应性鼻炎临床观察 [J]. 中国中医药信息杂志，2010，17(8)：54-55.
S115	滕磊，寻满湘，忻耀杰. 清金养营法治疗变应性鼻炎的临床应用探析 [J]. 中华中医药学刊，2010，28(8)：1713-1714.

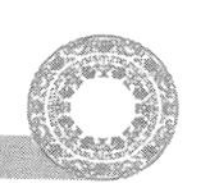

续表

编号	参考文献
S116	滕磊，寻满湘，忻耀杰，等．清金百部汤治疗变应性鼻炎引起鼻后滴漏综合征的临床疗效观察 [J]．时珍国医国药，2010，21(11)：2956-2957．
S117	王大海，唐海清，凌业勋，等．退敏滴鼻液治疗过敏性鼻炎的近期疗效观察 [J]．湖南中医学院学报，2000，20(1)：43-45．
S118	张仁侦．鼻咽清毒颗粒治疗变应性鼻炎的临床疗效观察 [J]．中国中西医结合耳鼻咽喉科杂志，2003，11(5)：231-233．
S119	张秀瑜，黄汝泰，黄健．鼻通泰药膜治疗鼻鼽 122 例疗效观察 [J]．中华现代中西医杂志，2005，3(16)：1488-1489．
S120	金慧鸣．克敏汤治疗常年性变应性鼻炎临床观察 [J]．中华中医药杂志，2010，25(12)：2192-2193．
S121	鲍世恩．氯雷他定联合玉屏风颗粒治疗过敏性鼻炎临床观察 [J]．实用中医药杂志，2011，27(4)：242-243．
S122	方晓群，安立，刘钊．辛夷苍耳子散联合西替利嗪治疗变应性鼻炎临床观察 [J]．亚太传统医药，2010，6(6)：44-45．
S123	刘莹．补肺脱敏汤治疗肺气虚型变应性鼻炎 29 例疗效观察 [J]．山东中医杂志，2012，31(8)：562-564．
S124	苏东奎，迟新建，黄龙．中西医结合治疗常年性变应性鼻炎疗效分析 [J]．中国误诊学杂志，2008，8(11)：2566-2567．
S125	唐月英，宋凯，曾屹生，等．加味四君子汤治疗脾气虚型常年性变应性鼻炎的临床疗效研究 [J]．中国中西医结合耳鼻咽喉科杂志，2008，16(6)：422-424．
S126	徐艳．补肾温肺法治疗变应性鼻炎 71 例 [J]．内蒙古中医药，2010，29(24)：15-16．
S127	亚生江・托乎提，王梅，王琳，等．辛防芪鼻腔冲洗液治疗常年性变应性鼻炎的临床观察 [J]．新疆中医药，2013，31(2)：19-20．
S128	杨皖菁，周波，张宇，等．鼻炎片对变应性鼻炎的疗效及血清炎症因子的影响 [J]．中医药导报，2013，19(7)：39-41．
S129	张国庆，唐月英，陈宇，等．中联鼻炎片联合氯雷他定治疗变应性鼻炎疗效分析 [J]．实用中医药杂志，2011，27(6)：384-385．
S130	周少珺，谢宇明．中西医结合治疗变应性鼻炎疗效观察 [J]．广东药学院学报，2005，21(3)：372-373．

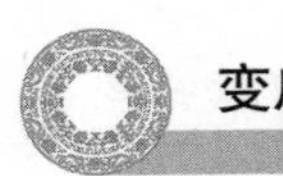

续表

编号	参考文献
S131	张亚兵，邓阿黎，吴朝妍，等．中联鼻炎片对过敏性鼻炎 TNF-α 及 IL-4 的影响 [J]．中国药师，2008，11(8)：963-964．
S132	李艳华．玉屏风散加味联合咪唑斯汀片治疗变应性鼻炎 60 例疗效观察 [J]．现代医药卫生，2012，28(13)：2050-2051．
S133	史志芳．香菊胶囊对变应性鼻炎治疗效果的影响 [J]．中国煤炭工业医学杂志，2010，13(9)：1352．
S134	朱小勇．截敏祛风汤联合氯雷他定治疗过敏性鼻炎临床疗效观察 [J]．上海中医药杂志，2010，44(4)：43-44．
S135	陈星，朱鹃芬．辛芩颗粒联合丙酸氟替卡松鼻喷剂治疗变应性鼻炎的临床观察 [J]．中国中西医结合耳鼻咽喉科杂志，2011，19(5)：351-352．
S136	陈勇挺，陈国强．加味玉屏风散配合布地奈德鼻喷雾剂治疗变应性鼻炎 46 例 [J]．陕西中医，2011，32(7)：845．
S137	邓海燕，宋文光，陈恩宽，等．四君子汤协同辅舒良治疗脾虚型变应性鼻炎的临床观察 [J]．中医药导报，2013，19(6)：32-34．
S138	米裕青，陈坤，张辛毅．布地奈德鼻喷雾剂配合中药治疗变应性鼻炎观察 [J]．内蒙古中医药，2010，29(7)：55-56．
S139	吴嗣杰，桂水清．中西医结合治疗过敏性鼻炎 52 例疗效观察 [J]．中国医学创新，2012，9(23)：40-41．
S140	周文茹，张家雄．中西医结合治疗变应性鼻炎 36 例临床观察 [J]．江苏中医药，2010，42(11)：42．
S141	卢俊．中西药合用治疗常年性变应性鼻炎 30 例观察 [J]．实用中医药杂志，2009，25(6)：380-381．
S142	汪慧卉，代国靖，梁山．中西医结合治疗变应性鼻炎临床观察 [J]．山西中医，2014，30(2)：26-27．
S143	高岚，董伟达．中西医结合治疗常年性变应性鼻炎 69 例临床观察 [J]．中国中西医结合耳鼻咽喉科杂志，2012，20(6)：447-448，459．
S144	任金龙，王银霞．鼻炎宁颗粒治疗常年性变应性鼻炎的疗效观察 [J]．中国中西医结合耳鼻咽喉科杂志，2009，17(5)：286-287．
S145	张薇，赵非．黄芪对儿童变应性鼻炎血清 Th1/Th2 的影响 [J]．中国药物与临床，2006，6(9)：680-683．

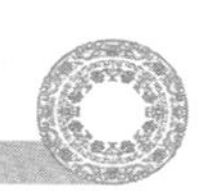

续表

编号	参考文献
S146	左立镇，张隽. 中西医结合治疗常年性变应性鼻炎 40 例临床观察 [J]. 河北中医，2010，32(5)：705-706.
S147	林霞. 中西医结合治疗常年性变应性鼻炎 [J]. 中国中西医结合耳鼻咽喉科杂志，2003，11(2)：73-74.
S148	陈春霞. 中西结合治疗常年性变应性鼻炎的疗效观察 [J]. 中国社区医师(医学专业)，2012，14(2)：212.
S149	李蓉. 中西药结合治疗儿童过敏性鼻炎 80 例疗效观察 [J]. 临床合理用药杂志，2012，5(10)：69.
S150	孟望保. 中西医结合治疗 80 例变应性鼻炎的临床疗效分析 [J]. 中外医疗，2011，30(16)：23-24.
S151	程靖，郭姣，蓝海平. 香砂养胃丸中西医治疗变应性鼻炎 [J]. 美中医学，2010，7(5)：37-38，41.
S152	刘华平，史锁芳，吴涛. 祛风通窍、宣痹化痰法治疗过敏性鼻炎 - 哮喘综合征 42 例疗效观察 [J]. 河北中医，2012，34(3)：352-353.
S153	滕磊，寻满湘，金伟国. 清金养营法联合病因治疗鼻后滴漏综合征的临床疗效观察 [J]. 中医临床研究，2010，2(15)：38-39.
S154	朱晓雁. 自拟鼻炎汤配合安脱达特异性免疫治疗常年性过敏性鼻炎 100 例疗效观察 [J]. 医学信息(中旬刊)，2011，24(6)：2633-2634.
S155	刘铮，阮岩. 加味小青龙汤配合穴位敷贴治疗变应性鼻炎疗效观察 [J]. 北方药学，2014，11(2)：24-25.
S156	杨红. 鼻炎固本方治疗脾肾阳虚型常年性变应性鼻炎的临床观察 [J]. 北京中医药，2009，28(9)：705-706.
S157	周永辉. 辛芩冲剂治疗变应性鼻炎疗效观察 [J]. 上海中医药杂志，2010，44(10)：52-53.
S158	杨路，陈新. 鼻敏停治疗过敏性鼻炎疗效观察 [J]. 中国中医药信息杂志，1999，6(3)：34.
S159	马红，陈小宁. 益气抗敏冲剂治疗常年性变应性鼻炎的疗效观察 [J]. 南京中医药大学学报，1999，15(6)：341-342.
S160	胡连生，吕红，马仲平，等. 抗敏灵口服液治疗常年性变应性鼻炎临床和实验报告 [J]. 中国中西医结合耳鼻咽喉科杂志，1994，2(1)：4-7.

续表

编号	参考文献
S161	丁丽凤，吴敏．辛夷挥发油纳米脂质体滴鼻剂治疗儿童变应性鼻炎的临床观察[J]．上海中医药大学学报，2008，22(4)：58-60．
S162	吴敏，张婧延，张欣，等．辛夷挥发油纳米脂质体滴鼻剂治疗儿童变应性鼻炎的临床观察[J]．中国中西医结合杂志，2009，29(8)：740-742．
S163	刘巧平，刘建华，李玉兰，等．养阴平肝法治疗变态反应性鼻炎[J]．北京中医药大学学报，2001，24(2)：68-69．
S164	沈峰，陈小宁．消风冲剂治疗变应性鼻炎80例[J]．辽宁中医杂志，2004，31(1)：54．
S165	张汉钟，唐泳华，任思秀，等．免疫疗法合并鼻炎冲剂治疗常年性变应性鼻炎疗效观察[J]．中国中西医结合耳鼻咽喉科杂志，1996，4(2)：69-71．
S166	董华．玉屏风散加味联合西替利嗪治疗过敏性鼻炎32例[J]．现代中西医结合杂志，2012，21(9)：984-985．
S167	郭泽举，陈茂伟，张雁，等．复方参苏颗粒联合西药治疗儿童常年性变应性鼻炎60例观察[J]．实用中医药杂志，2011，27(6)：398-399．
S168	郭泽举，吴婉芬，王建平．中西医结合治疗常年性变应性鼻炎40例观察[J]．实用中医药杂志，2009，25(6)：394-395．
S169	林甦．中西医结合治疗小儿过敏性鼻炎60例临床观察[J]．福建中医药，2013，44(2)：14-15．
S170	王海俊．桂苓汤治疗小儿常年变应性鼻炎(营卫不和，痰饮上泛证)临床研究[D]，成都：成都中医药大学，2010．
S171	刘德忠．孟鲁司特联合补肾温肺方治疗支气管哮喘合并变应性鼻炎的临床分析[J]．实用医学杂志，2008，24(15)：2677-2679．
S172	刘巧平．Clinical research into Ke Min Yin for treatment of persistent allergic rhinitis in patients with qi deficiency and blood stasis[J]．中医杂志：英文版，2003，23(2)：106-108．
S173	孙桥熔．益气温阳方治疗肺脾虚寒型变应性鼻炎的临床疗效观察[D]．南京：南京中医药大学，2011．
S174	张冬林．加味小青龙汤对变应性鼻炎患者生存质量的影响[D]，广州：广州中医药大学，2007．

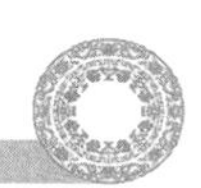

续表

编号	参考文献
S175	陈小宁，赵晶晶. 益气脱敏法对肺虚感寒型变应性鼻炎临床疗效及血清 IL-4 的影响 [J]. 世界中西医结合杂志，2009，4(12)：878-880.
S176	胡陟，张世中. 凉血脱敏法治疗血热型变应性鼻炎 36 例疗效观察 [J]. 时珍国医国药，2006，17(12)：2578-2579.
S177	陆徐，钟之洲，张旭群. 克敏汤治疗常年性变应性鼻炎临床观察 [J]. 现代实用医学，2012，24(4)：413-415.
S178	钱丽，徐轩. 鼻敏 1 号合剂治疗变应性鼻炎 80 例临床观察 [J]. 江苏中医，2001，22(8)：15.
S179	方惠琴. 鼻鼽饮治疗过敏性鼻炎的临床疗效观察 [J]. 中国医疗前沿，2007，2(10)：91，30.
S180	严道南，吴继勇，马华安，等. 益气温阳方治疗变应性鼻炎肺脾虚寒证的临床研究 [J]. 南京中医药大学学报，2012，28(6)：509-512.
S181	邓海燕，王海红. 复方徐长卿合剂鼻腔冲洗治疗变应性鼻炎的临床观察 [J]. 临床和实验医学杂志，2007，6(5)：149-150.
S182	陈小宁. 小青龙汤治疗儿童变应性鼻炎伴支气管哮喘疗效观察 [J]. 中华实用中西医杂志，2007，20(4)：294-295.
S183	杨一宇. 免疫疗法合并鼻炎冲剂治疗常年性变应性鼻炎远期疗效观察 [J]. 中国中西医结合耳鼻咽喉科杂志，2008，16(4)：292，289.
S184	许爱菊，曲守云. 鼻炎片与西替利嗪治疗变应性鼻炎疗效比较 [J]. 中国乡村医药，2006，13(12)：30-31.
S185	刘柳，王刚. 中药内服加西药喷剂外用治疗过敏性鼻炎疗效分析 [J]. 中国当代医药，2013，20(20)：136-137.
S186	白建民，时伟峰. 自拟芪桂愈鼽汤治疗鼻鼽 70 例 [J]. 国医论坛，2007，22(3)：38.
S187	蔡宝石. 小青龙汤加减治疗过敏性鼻炎 33 例疗效观察 [J]. 中国现代医药杂志，2010，12(12)：84.
S188	陈婕，黄平. 中药治疗青少年与成年人季节性变应性鼻炎疗效比较 [J]. 中国耳鼻咽喉头颈外科，2010，17(5)：254-256.
S189	成新艳，韩静. 芪升参味汤加味治疗变应性鼻炎 150 例 [J]. 陕西中医，2003，24(3)：225-226.

续表

编号	参考文献
S190	丁玲，李丽．参芪益气健脾汤辨证治疗变应性鼻炎 60 例分析 [J]．慢性病学杂志，2010，12(10)：1298．
S191	段升新，孙秀玲．加味黄芪建中汤治疗过敏性鼻炎 72 例疗效观察 [J]．中国现代药物应用，2010，4(19)：124．
S192	范愈燕，王向东，锡琳，等．中 - 重度变态反应性鼻炎的中药干预研究 [J]．国际中医中药杂志，2013，35(4)：306-309．
S193	冯晓纯，周静冬．玉屏风散加味治疗小儿过敏性鼻炎 35 例 [J]．中国社区医师(综合版)，2006，8(2)：86．
S194	高传忠，王昌民，潘银花．消喘膏的制备及临床疗效观察 [J]．安徽医药，2011，15(1)：98-100．
S195	高建忠，郭蕾．麻附细辛汤加味治疗变应性鼻炎 42 例疗效观察 [J]．山西中医学院学报，2007，8(3)：41．
S196	郭焕．清鼻合剂的制备与疗效观察 [J]．中医药临床杂志，2006，18(3)：242-243．
S197	韩静，刘金霞，张升．益气活血法治疗变应性鼻炎 32 例 [J]．陕西中医，2002，23(9)：794-795．
S198	洪铭．祛敏酊喷雾剂治疗过敏性鼻炎 316 例疗效分析 [J]．临床合理用药杂志，2009，2(9)：40．
S199	侯玉凡，李泽民，李素华．中药益气固本法治疗变应性鼻炎的临床研究 [J]．中国中西医结合耳鼻咽喉科杂志，2010，18(2)：80-81．
S200	胡文健，胥彪，王敏，等．芪柴煎剂治疗肺脾气虚、肝气郁结证型变应性鼻炎的临床观察 [J]．泸州医学院学报，2013，36(5)：489-490．
S201	胡晓燕，张鹏，滕华，等．鼻舒宁治疗变应性鼻炎的疗效观察 [J]．辽宁中医杂志，2007，34(10)：1424-1425．
S202	皇甫辉，王斌全，柴向斌．中西医结合治疗变应性鼻炎的疗效评估 [J]．中医药研究，2000，16(5)：22-23．
S203	江孝清，金康业，邹宇．中药治疗变应性鼻炎的临床观察 [J]．中国中西医结合耳鼻咽喉科杂志，1999，7(4)：165-166．
S204	姜楠．自拟脱敏汤加味治疗过敏性鼻炎 60 例 [J]．中国民族民间医药杂志，2011，20(1)：148-149．

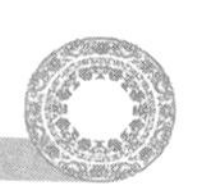

续表

编号	参考文献
S205	李高照. 苍耳桂枝汤治疗鼻鼽 84 例 [J]. 甘肃中医，2009，22(2)：43.
S206	李蕾，刘静. 健鼻通窍汤治疗变应性鼻炎肺脾气虚证临床体会 [J]. 中国中医急症，2009，18(11)：1898-1899.
S207	李丽，梅月杰，孙丽华，等. 宣肺定喘合剂配合西药治疗过敏性鼻炎哮喘综合征 120 例 [J]. 中国中医药现代远程教育，2013，11(14)：25-26.
S208	李美艳，孙香敏. 小儿过敏性鼻炎中医治疗体会 [J]. 按摩与康复医学，2011，2(32)：179-180.
S209	李鹏，陈江华，刘晓晖，等. 鼻敏宁丸治疗过敏性鼻炎 120 例临床观察 [J]. 新中医，1998，30(12)：13-14.
S210	李玮. 鼻炎 3 号方治疗变应性鼻炎 90 例 [J]. 实用中医药杂志，2008，24(3)：160.
S211	李中华，张根源，陈金福. 养血御风汤治疗变应性鼻炎 40 例 [J]. 实用中医药杂志，2008，24(1)：26.
S212	梁成，高瑞岭，孙雪峰，等. 补肾祛邪方治疗常年性变应性鼻炎 88 例临床观察 [J]. 河北中医，2009，31(3)：342-343.
S213	梁锐，韩晓花，常克. 小青龙汤治疗过敏性鼻炎的临床探讨 [J]. 黑龙江中医药，2010，39(2)：10-11.
S214	廖月红，欧爱华，向建文，等. 清金法治疗变应性鼻炎的疗效观察及其证候学研究 [J]. 中国中西医结合耳鼻咽喉科杂志，2007，15(6)：427-429.
S215	刘桂宇. 加味玉屏风汤治疗过敏性鼻炎临床疗效观察 [J]. 中国医疗前沿，2009，4(8)：32-33.
S216	刘金霞. 御风敏鼻片治疗变态反应性鼻炎 98 例 [J]. 陕西中医，2007，28(9)：1193-1194.
S217	刘铁陵，何顺芬，邓世明，等. 辨证治疗鼻鼽 265 例 [J]. 实用中医药杂志，2012，28(6)：472-473.
S218	刘永辉. 温阳除鼽汤治疗过敏性鼻炎 18 例 [J]. 河南中医，2010，30(8)：789.
S219	陆晓宇，林立开. 鼻鼽冲剂治疗变应性鼻炎 180 例 [J]. 四川中医，2001，19(2)：68.
S220	麻美丽. 鼻特舒治疗鼻炎 123 例疗效观察 [J]. 右江医学，1999，27(6)：353.

续表

编号	参考文献
S221	倪玉婷，钟玉明，张晶洁，等. 徐氏鼻炎方治疗过敏性鼻炎 62 例效果分析 [J]. 中医临床研究，2012，4(3)：25-26.
S222	欧阳长庚，杨启琪. 紫河车制剂治疗常年性变应性鼻炎 36 例 [J]. 浙江中西医结合杂志，2003，13(1)：40-41.
S223	裴男哲，舒洪钧. 鼻通康散加鼻炎灵液治疗变应性鼻炎 90 例疗效观察 [J]. 中国中西医结合耳鼻咽喉科杂志，2003，11(5)：241.
S224	任士章. 固本祛风汤治疗鼻鼽 60 例 [J]. 四川中医，2005，23(11)：91.
S225	荣艳霞，冯晓纯. 玉屏风散加味治疗小儿过敏性鼻炎 35 例 [J]. 长春中医学院学报，2006，22(1)：40.
S226	石艳茹. 重温《内经》"正气内存，邪不可干"——中医辨证论治 800 例变态反应性鼻炎临床疗效观察 [J]. 中医临床研究，2010，2(21)：79-80.
S227	覃启才. 辛芩颗粒用于变应性鼻炎微波热凝术后疗效观察 [J]. 中国中西医结合耳鼻咽喉科杂志，2004，12(5)：281.
S228	王海涛，刘孟安，牟爱芹. 鼻敏合剂治疗变应性鼻炎的临床疗效观察 [J]. 滨州医学院学报，1999，22(5)：491.
S229	王海涛，吕立珍，刘孟安，等. 鼻敏合剂治疗季节性变应性鼻炎的临床疗效观察 [J]. 滨州医学院学报，2001，24(1)：8-9.
S230	王海涛，马秀芳，牟爱芹，等. 鼻敏合剂治疗常年性变应性鼻炎的临床疗效观察 [J]. 滨州医学院学报，2000，23(2)：111.
S231	王树勇，游会增. 克敏汤治疗变应性鼻炎 62 例 [J]. 中医研究，2012，25(11)：49-50.
S232	王晓平. 中医辨证治疗小儿过敏性鼻炎 [J]. 四川中医，2007，25(2)：81-82.
S233	王珍. 分证治疗鼻鼽 80 例 [J]. 长春中医药大学学报，2009，25(4)：579.
S234	吴华萍. 鼻窦康系列药品治疗过敏性鼻炎 38 例疗效观察 [J]. 中国临床医药研究杂志，2003，(89)：8732.
S235	吴秦川. 益气祛邪法治疗变应性鼻炎 72 例 [J]. 陕西中医，2010，31(7)：840.
S236	吴正红，胡锡元. 抗鼻炎中药液雾化治疗变应性鼻炎 300 例临床观察 [J]. 中医外治杂志，2003，12(4)：30.

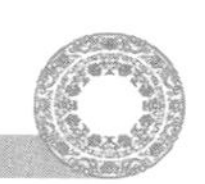

续表

编号	参考文献
S237	徐旭红，蒋星，陆小宇．鼻鼽口服液的制备和疗效观察 [J]．时珍国医国药，2004，15(10)：662．
S238	薛康，黄录琼，杨家骏．中药鼻渊油治疗变应性鼻炎的疗效观察 [J]．中华新医学，2005，6(1)：42．
S239	严利平，杨子璐．联合用药治疗中重度常年性变应性鼻炎 120 例 [J]．中国中医药现代远程教育，2011，9(7)：134-135．
S240	于丽，宋修江，赵淑华．玉屏风散合苍耳子散加减治疗变应性鼻炎 60 例疗效观察 [J]．中国中西医结合耳鼻咽喉科杂志，2002，10(5)：240．
S241	苑利敏，杜保明，孙金禄．乌梅止敏鼻炎汤治疗过敏性鼻炎疗效观察 [J]．河北医药，2002，24(4)：295．
S242	张冬林．小青龙汤治疗过敏性鼻炎临床观察 [J]．亚太传统医药，2009，5(12)：23-24．
S243	张惠敏，李玲孺，倪诚，等．脱敏止嚏汤治疗 52 例成年人变应性鼻炎的病例系列研究 [J]．中华中医药杂志，2012，27(2)：492-495．
S244	张世中，陈国丰．阳和汤加减治疗小儿过敏性鼻炎 29 例临床观察 [J]．江苏中医药，2005，26(2)：29．
S245	张文志，冯焕敏，岳文江．中药熏蒸内服治疗变应性鼻炎 50 例的疗效观察 [J]．国际中医中药杂志，2010，32(4)：304．
S246	张肇宇，王士贞．舒鼻灵喷剂治疗慢性鼻炎及变应性鼻炎 60 例临床疗效观察 [J]．世界中医药，2007，2(3)：138-140．
S247	张志超．常年性过敏性鼻炎的联合用药疗效观察 [J]．中国现代药物应用，2012，6(10)：30-31．
S248	张仲林，姚宝清，钟玲，等．中医经方玉屏风散治疗变应性鼻炎 123 例临床观察 [J]．辽宁中医杂志，2009，36(6)：937-938．
S249	赵艳萍．从肺脾论治小儿变应性鼻炎 116 例 [J]．中医儿科杂志，2008，4(4)：28-29．
S250	钟柳娜，沈毅，关伟，等．小青龙汤合防风通圣丸治疗常年性变应性鼻炎 80 例 [J]．北京中医药，2012，31(6)：456-457．
S251	朱振友．芪味苍耳子汤治疗慢性鼻炎及变应性鼻炎 60 例 [J]．现代中西医结合杂志，2011，20(14)：1779．

续表

编号	参考文献
S252	蒋苏国，贺赛娜. 参苓合剂的制备与临床疗效观察 [J]. 中国现代应用药学，2006，23(8)：832-833.
S253	林蔚达. 清宣肺气法治疗过敏性鼻炎 35 例 [J]. 浙江中医杂志，2013，48(12)：890.
S254	刘志连，王魁亮，向阳冰，等. 中药“鼻敏膏”的研制及其疗效 [J]. 新疆中医药，2002，21(1)：38.
S255	和立建. 四逆汤加味治疗过敏性鼻炎 60 例疗效观察 [J]. 云南中医中药杂志，2013，34(6)：42.
S256	金献军. 中医中药治疗变应性鼻炎的疗效观察 [J]. 中国社区医师(医学专业)，2011，13(29)：198.
S257	李赛琴. 小儿变应性鼻炎的中医辨证治疗体会 [J]. 吉林医学，2011，32(19)：3996-3997.
S258	谭君武. 中药治疗过敏性鼻炎的临床探讨 [J]. 中外健康文摘：医药月刊，2008，5(6)：529-530.
S259	王春旻. 加味玉屏风散治疗鼻鼽 72 例临床观察 [J]. 国医论坛，2008，23(4)：23.
S260	吴建军. 自拟“二苍抗敏汤”治疗变应性鼻炎 46 例疗效观察 [J]. 中国中西医结合耳鼻咽喉科杂志，1995，3(3)：142.
S261	吴瑕. 中药对常年性变应性鼻炎治疗临床观察 [J]. 中国中医药咨讯，2011，3(8)：133.
S262	于万海. 敏愈治疗变应性鼻炎 54 例疗效观察 [J]. 中国中西医结合耳鼻咽喉科杂志，2000，8(3)：140.
S263	赵翠青. 中西医结合治疗肺气虚寒型常年性变应性鼻炎疗效观察 [J]. 中国中西医结合耳鼻咽喉科杂志，2013，21(4)：297-298.
S264	Brinkhaus B, Witt CM, Jena S, et al. Acupuncture in patients with allergic rhinitis: a pragmatic randomized trial[J]. Annals of allergy, asthma & immunology, 2008, 101(5): 535-543.
S265	Brinkhaus B, Ortiz M, Witt CM, et al. Acupuncture in patients with seasonal allergic rhinitis: a randomized trial[J]. Annals of internal medicine, 2013, 158(4): 225-234.
S266	Choi SM, Park JE, Li SS, et al. A multicenter, randomized, controlled trial testing the effects of acupuncture on allergic rhinitis[J]. Allergy, 2013, 68(3): 365-374.

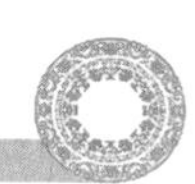

续表

编号	参考文献
S267	杜艳，蒙珊，陈玉凤. 针灸治疗变应性鼻炎的临床疗效和安全性评价 [J]. 辽宁中医杂志，2007，34(7)：982-984.
S268	韩海军. 针灸治疗变应性鼻炎的临床观察 [J]. 现代诊断与治疗，2007，18(3)：157-158.
S269	黄建军，黄嫚，杨清华，等. 电针迎香穴治疗变应性鼻炎的疗效观察 [J]. 中国中西医结合杂志，2008，28(3)：272.
S270	黄东勉. 毫针针刺治疗肺气亏虚型变应性鼻炎 40 例疗效观察 [J]. 海南医学，2012，23(18)：63-64.
S271	金超. 针刺治疗过敏性鼻炎疗效观察 [J]. 浙江中医杂志，2013，48(1)：49.
S272	李月梅. 电针治疗常年性变应性鼻炎的临床疗效观察 [J]. 针灸临床杂志，2003，19(12)：18-19，59.
S273	李月梅，赖新生，庄礼兴，等. 电针蝶腭神经节为主治疗常年性变应性鼻炎 50 例疗效观察 [J]. 新中医，2007，39(3)：51-52，58.
S274	楼喜强，蔡剑飞，张蓓蕾. 针灸三步法治疗儿童变应性鼻炎疗效观察 [J]. 浙江中西医结合杂志，2013，23(9)：743-745.
S275	Magnusson AL, Svensson RE, Leirvik C, et al. The effect of acupuncture on allergic rhinitis: a randomized controlled clinical trial[J]. American journal of Chinese medicine, 2004, 32(1): 105-115.
S276	Ng DK, Chow PY, Ming SP, et al. A double-blind, randomized, placebo-controlled trial of acupuncture for the treatment of childhood persistent allergic rhinitis[J]. Pediatrics, 2004, 114(5): 1242-1247.
S277	谯凤英，赵铭辉，沈金城，等. 针刺治疗过敏性鼻炎的临床观察 [J]. 天津中医药，2005，22(6)：482.
S278	秦晓光. 美容毫针针刺治疗儿童变应性鼻炎临床观察 [J]. 中医儿科杂志，2009，5(3)：46-48.
S279	石志红，王朋，陈晟，等. 调神针刺法治疗过敏性鼻炎的随机对照临床研究 [J]. 北京中医药大学学报(中医临床版)，2013，20(2)：47-49.
S280	王浩，李伟，琚小芳，等. 头穴透刺对常年性变应性鼻炎的影响 [J]. 中国针灸，2013，33(9)：789-792.

续表

编号	参考文献
S281	王鹏，罗辉，孙敬青，等. “调神针刺法”治疗中重度过敏性鼻炎患者 27 例疗效观察 [J]. 中医杂志，2013，54(24)：2117-2120.
S282	Williamson LY, Livingstone P, Prasad R, et al. Hay fever treatment in general practice: A randomised controlled trial comparing standardised Western acupuncture with sham acupuncture[J]. Acupuncture in Medicine, 1996, 14(1): 6-10.
S283	夏齐国，冯鑫鑫，陈雷，等. 针灸治疗间歇性变应性鼻炎 57 例疗效观察 [J]. 浙江中医杂志，2012，47(11)：817-818
S284	Xue CC, English R, Zhang JJ, et al. Effect of acupuncture in the treatment of seasonal allergic rhinitis: a randomized controlled clinical trial[J]. American journal of Chinese medicine, 2002, 30(1): 1-11.
S285	Xue CC, An X, Cheung TP, et al. Acupuncture for persistent allergic rhinitis: a randomised, sham-controlled trial[J]. The Medical journal of Australia, 2007, 187(6): 337-341.
S286	张燕，邬继红. 针刺治疗过敏性鼻炎 37 例临床疗效观察 [J]. 北京中医药大学学报(中医临床版)，2013，20(2)：50-51.
S287	韩梅，王丽鸣，杜丽，等. 耳穴压豆治疗肺虚感寒鼻鼽的疗效观察 [J]. 吉林中医药，2006，26(2)：53.
S288	欧阳喻璐. 耳压联合口服西替利嗪治疗中重度变应性鼻炎 30 例临床观察 [J]. 江苏中医药，2012，44(9)：59-60.
S289	Xue CC, Zhang CS, Yang AW, et al. Semi-self-administered ear acupressure for persistent allergic rhinitis: A randomised sham-controlled trial[J]. Annals of allergy, asthma & immunology, 2011, 106(2): 168-170.
S290	曹爽，孙超越，张楠. 穴位贴敷治疗变应性鼻炎 80 例 [J]. 中医外治杂志，2011，20(4)：24-25.
S291	胡玉灵，孙刚. 三伏天穴位贴敷治疗过敏性鼻炎 60 例观察 [J]. 内蒙古中医药，2010，29(3)：82.
S292	姜厚德. 人参散敷神阙穴治疗变态反应性鼻炎 [J]. 实用乡村医生杂志，1996，15(4)：32-33.
S293	江坚. 天灸联合伯克纳鼻喷雾剂治疗常年性变应性鼻炎临床观察 [J]. 现代中西医结合杂志，2009，18(30)：3728-3729.

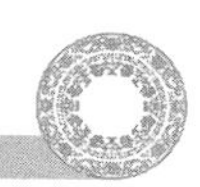

续表

编号	参考文献
S294	林艳霞，张秋芳，范丽英，等. 庚日天灸治疗变应性鼻炎临床观察 [J]. 吉林中医药，2013，33(2)：186-187.
S295	刘素文，刘洋. 鹅螫藿香粒天灸防治小儿过敏性鼻炎 152 例 [J]. 中国民间疗法，2013，21(10)：17-18.
S296	罗岗. 穴位贴敷结合药线点灸治疗过敏性鼻炎疗效观察及护理 [J]. 辽宁中医药大学学报，2013，15(11)：232-234.
S297	米建平，余焯桑. 天灸治疗变应性鼻炎临床观察 [J]. 上海针灸杂志，2010，29(12)：773-775.
S298	米建平，余焯桑. 穴位敷贴与激素吸入疗法治疗变应性鼻炎临床疗效对比分析 [J]. 辽宁中医药大学学报，2011，13(1)：59-60.
S299	宋萍. 穴位敷贴治疗变应性鼻炎疗效观察 [J]. 中国中医药信息杂志，2013，20(3)：74-75.
S300	孙麦青，李泳文，张红伟. 三伏天穴位贴药治疗变态反应性鼻炎临床观察 [J]. 辽宁中医杂志，2005，32(8)：801.
S301	王珊玉，林友平，万长秀. 三伏天中药穴位敷贴治疗过敏性鼻炎效果观察 [J]. 护理学杂志，2006，21(7)：22-23.
S302	吴晖，庄金梅，李华，等. 穴位贴敷治疗变应性鼻炎 239 例 [J]. 福建中医学院学报，2005，15(5)：43-44.
S303	吴卫星. 穴位敷贴治疗变应性鼻炎疗效观察 [J]. 中国药物经济学，2013，(6)：237-238.
S304	冼雁葵，余冬冬，胡丽萍，等. 穴位敷贴疗法治疗变应性鼻炎的临床观察 [J]. 广州医学院学报，2012，40(4)：63-65.
S305	叶辉信，陈潇，张勉. 中药穴位贴敷治疗变应性鼻炎 106 例疗效观察 [J]. 云南中医中药杂志，2011，34(4)：58-59.
S306	张金举. 中药穴位敷贴防治小儿过敏性鼻炎的临床研究 [D]. 武汉：湖北中医药大学，2012.
S307	朱彬，曾安贵. 耳穴压丸加中药贴穴治疗过敏性鼻炎 [J]. 成都中医药大学学报，2005，28(1)：15-16.
S308	朱兰英，钟慧红，朱艺成. 三伏天应用中药穴位敷贴治疗过敏性鼻炎的疗效观察及护理 [J]. 现代临床护理，2010，9(8)：30-31；53.

续表

编号	参考文献
S309	刘飞，徐艳，任秀云．递减式穴位注射法治疗变应性鼻炎[J]．按摩与康复医学，2012，3(5)：217．
S310	马有光．组胺球蛋白穴位注射治疗变应性鼻炎的临床观察[J]．临床耳鼻咽喉科杂志，1999，13(5)：230．
S311	任永红．穴位注射治疗常年性变应性鼻炎疗效观察[J]．广西中医药，2000，23(5)：33．
S312	谭扬，李瑛．穴位注射治疗变应性鼻炎临床观察[J]．中国社区医师(医学专业半月刊)，2009，11(14)：249．
S313	杨荣刚，马兆鑫，周棉勇，等．曲安奈德曲池穴注射治疗季节性变应性鼻炎30例的疗效观察[J]．贵阳中医学院学报，2013，35(4)：280-281．
S314	石天山，任聪敏，刘喜军，等．穴位注射治疗变应性鼻炎90例疗效观察[J]．中国中西医结合耳鼻咽喉科杂志，2009，17(3)：165-166．
S315	李鸿霞，许军，谢琼，等．芪梅散神阙穴温灸治疗过敏性鼻炎疗效观察[J]．新中医，2010，42(12)：95-97，167．
S316	吕敏，范新华，谢强．热敏灸与药物治疗过敏性鼻炎疗效对比观察[J]．上海针灸杂志，2013，32(12)：1020-1021．
S317	王艳芳，李鸿霞．神阙穴隔药灸对过敏性鼻炎远期疗效的影响[J]．新中医，2012，44(2)：83-85．
S318	杨淑荣，陈欢，谢强．"热敏点"灸治疗常年性变应性鼻炎疗效观察[J]．中国针灸，2008，28(2)：114-116．
S319	赵时碧，张丽，赵颜利，等．赵氏雷火灸治疗常年性变应性鼻炎的临床研究[J]．针灸临床杂志，2005，21(6)：19-21．
S320	赵颜俐，张丽．雷火灸治疗常年性变应性鼻炎临床研究[J]．中国中医急症，2007，16(4)：422，429．
S321	顾光，秦黎虹，刘颖杰．穴位埋线治疗过敏性鼻炎80例[J]．中医外治杂志，2012，21(6)：30-31．
S322	蒙珊，徐崟，吕计宝，等．穴位埋线治疗变应性鼻炎的疗效观察[J]．四川中医，2013，31(6)：136-138．
S323	胡克信，严道南．激光照射上迎香穴治疗变应性鼻炎31例疗效观察[J]．长春中医药大学学报，2009，25(2)：266-267．

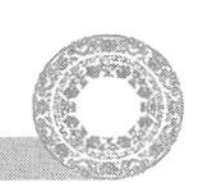

续表

编号	参考文献
S324	董少梅，谢平，艾登斌，等. 星状神经节阻滞、蝶腭神经节阻滞加全息穴位埋线疗法治疗常年性变应性鼻炎的临床研究 [J]. 青岛医药卫生，2006，38(2)：108-109.
S325	胡雨华，何晓华，韩梅. 中药穴位贴敷治疗变应性鼻炎临床疗效观察 [J]. 宁夏医学杂志，2011，33(11)：1127-1128.
S326	李晓清. 针灸治疗肺虚风寒型过敏性鼻炎临床研究 [J]. 针灸临床杂志，2009，25(1)：1-3，59.
S327	刘欢兴，张勤修，贾德蓉，等. 穴位埋线治疗变应性鼻炎发作期临床观察 [J]. 中国中西医结合耳鼻咽喉科杂志，2012，20(2)：118-119.
S328	陆亚康，刘敏. 穴位敷贴治疗过敏性鼻炎 50 例临床观察 [J]. 中国中医药科技，2010，17(3)：262-263.
S329	米德萍，青淑元. 针刺治疗变应性鼻炎 45 例 [J]. 山东中医杂志，2005，24(9)：548-549.
S330	秦昭，张志超，张克，等. 耳压疗法治疗变应性鼻炎 21 例 [J]. 中西医结合杂志，1989，9(11)：684-685.
S331	邵建祥，陈建国. 陈斑蝥粉外敷印堂穴治疗鼻鼽 56 例疗效观察 [J]. 白求恩军医学院学报，2010，8(4)：277-278.
S332	文琼. 冬病夏治治疗护理过敏性鼻炎的临床观察 [J]. 湖北中医杂志，2010，32(10)：26-27.
S333	张茂华，方美善，薛均来，等. 针药合用治疗常年性变应性鼻炎 [J]. 长春中医药大学学报，2013，29(5)：905-906.
S334	艾宙，刘媛媛，奚玉凤，等. 三伏灸治疗慢性呼吸道疾病的疗效观察 [J]. 针灸临床杂志，2011，27(3)：42-44.
S335	陈俊琦，李明亮，王升旭，等. 三九天灸疗法治疗变应性鼻炎的即刻疗效及随访分析 [J]. 针灸临床杂志，2010，26(10)：33-36.
S336	陈绍辉. 三九天灸疗法治疗过敏鼻炎的临床观察 [D]. 广州：南方医科大学，2011.
S337	符翠婷，李明亮，陈俊琦，等. 临床观察三九天灸疗法对过敏性鼻炎的短期疗效 [J]. 浙江中医药大学学报，2011，35(2)：255-257.
S338	高素珍，王晓箴，刘刚，等. 中西医结合治疗军人变应性鼻炎 50 例分析 [J]. 人民军医，2013，56(4)：393-394.

续表

编号	参考文献
S339	韩丽，谯凤英．穴位敷贴防治儿童过敏性鼻炎 30 例 [J]．福建中医药，2009，40（3）：15-16.
S340	李国勤，边永君，李光熙，等．冬病夏治消喘膏治疗慢性肺系疾病的回顾性研究 [J]．北京中医药，2008，27（11）：835-837.
S341	李国徽，胡雨华，陈凌，等．三伏天灸治疗变应性鼻炎 600 例 [J]．陕西中医，2009，30（7）：885-886.
S342	李明亮，张少杰，陈俊琦，等．三九天灸对过敏性鼻炎症状干预作用的临床观察 [J]．新中医，2011，43（5）：102-104.
S343	李鹏，曹维，陈静，等．脱敏灵膏穴位贴敷法治疗过敏性鼻炎临床观察 [J]．新中医，2011，43（6）：119-120.
S344	王红，王鑫，夏令琼，等．天灸治疗常年变应性鼻炎的疗效观察与护理 [J]．中国中医急症，2008，17（10）：1487-1488.
S345	王绍洁，张霞，赵文华．穴位贴敷治疗小儿过敏性鼻炎 50 例 [J]．中医儿科杂志，2011，7（6）：44-45.
S346	吴成杰，王川茹，路军．中药外敷治疗过敏性鼻炎临床观察 [J]．中国药房，2009，20（32）：2534-2535.
S347	徐升，张念志，李国琳，等．冬病夏治穴位贴敷防治慢性肺系疾病 280 例 [J]．中医药临床杂志，2013，25（6）：489-490.
S348	臧江红，丽华，郭裕．三伏天穴位敷贴治疗过敏性鼻炎疗效观察 [J]．中医学报，2012，27（2）：245-246.
S349	郑沛仪，阮经文．三伏天辨证配药治疗过敏性鼻炎疗效观察 [J]．中国实验方剂学杂志，2000，6（5）：54-55.
S350	陈杰，高超．针刺治疗过敏性鼻炎 60 例 [J]．陕西中医，2004，25（6）：550.
S351	成建平．针刺蝶腭神经治疗变应性鼻炎 18 例 [J]．中医药导报，2012，18（9）：72.
S352	程艳红．头部电针透穴疗法治疗过敏性鼻炎 45 例 [J]．首都医药，2010，17（22）：45.
S353	李�．以督脉为主治疗过敏性鼻炎 74 例 [J]．中医临床研究，2012，4（6）：43-44.
S354	邢潇，贾海波，肖维刚，等．电针刺激双侧迎香穴治疗变应性鼻炎 133 例 [J]．现代中西医结合杂志，2011，20（18）：2282-2283.

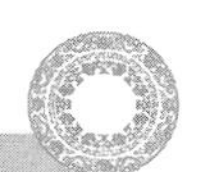

续表

编号	参考文献
S355	叶虹. 针灸治疗过敏性鼻炎 106 例 [J]. 中国中医药现代远程教育, 2012, 10(6): 35, 64.
S356	陈润祺. 三九灸改善过敏性鼻炎患者睡眠质量的临床观察 [J]. 吉林中医药, 2010, 30(9): 789-791.
S357	单春欣. 迎香穴注射治疗变应性鼻炎的临床观察 [J]. 中国煤炭工业医学杂志, 2006, 9(9): 925.
S358	董忻庆, 张志斌. 穴位注射治疗变应性鼻炎 360 例临床观察 [J]. 中国社区医师(医学专业半月刊), 2009, 11(9): 122-123.
S359	杜长河. 曲池穴药物注射治疗变应性鼻炎 60 例 [J]. 浙江中医杂志, 2008, 43(4): 247.
S360	黄卓林, 阮奕劲, 朱怀文. 斯奇康穴位注射治疗应变性鼻炎 185 例疗效分析 [J]. 广州医药, 2004, 35(3): 53-54.
S361	李天印, 李镇. 穴位注射治疗常年变应性鼻炎疗效观察 [J]. 中国针灸, 1996, 7: 25-26.
S362	王崇华. 迎香穴注射曲安奈得治疗变应性鼻炎 256 例疗效观察 [J]. 广西医学, 2006, 28(9): 1473.
S363	杜艳, 蒙珊. 培土生金穴位埋线法治疗变应性鼻炎临床观察 [J]. 针灸临床杂志, 2007, 23(4): 23-24, 66.
S364	杜艳, 吴海标, 何邦广, 等. 背俞穴埋线治疗变应性鼻炎 64 例临床观察 [J]. 河南中医, 2009, 29(4): 391-392.
S365	黄艳霞. 穴位埋线法治疗变应性鼻炎 230 例 [J]. 广西医学, 2006, 28(12): 2009.
S366	田雪秋, 席中原, 牟开金. 穴位埋线治疗过敏性鼻炎 50 例 [J]. 中医外治杂志, 2011, 20(6): 23.
S367	周文瑾, 覃冠锻, 彭清华, 等. 穴位埋线在中重度变应性鼻炎中的运用 [J]. 江西中医药, 2012, 43(6): 46-47.
S368	李漫. 耳穴贴压法治疗变应性鼻炎的疗效观察 [J]. 医学综述, 2007, 13(23): 1888-1889.
S369	宁媛. 热敏灸治疗急性变应性鼻炎的护理 [J]. 护理研究, 2013, 27(3): 265-266.
S370	郭力飞, 李健鹰. 变应性鼻炎患者经穴位注射卡介菌多糖核酸后体内 IL-4、IL-5 的变化 [J]. 中华实用中西医杂志, 2006, 19(14): 1690-1691.

续表

编号	参考文献
S371	陈薇. 推拿治疗小儿过敏性鼻炎复发的疗效观察 [J]. 浙江中医药大学学报, 2013, 37(6): 781-782.
S372	邓华, 肖家翔. 鼻内窥镜下鼻腔刺血络治疗变应性鼻炎临床观察 [J]. 现代诊断与治疗, 2013, 24(4): 788.
S373	乔建君, 王吉俊, 潘德军, 等. 按揉法治疗常年性变应性鼻炎临床研究 [J]. 山东中医杂志, 2004, 23(5): 284-286.
S374	田敏玲, 孙靖, 李月, 等. 耳后刺血治疗变应性鼻炎疗效观察 [J]. 黑龙江医学, 1998, 5: 40.
S375	文笃秀. 耳穴放血法治疗变应性鼻炎 96 例观察 [J]. 中国民间疗法, 1994, 3: 5.
S376	赵光亚. 割耳放血治疗过敏性鼻炎 450 例疗效观察 [J]. 广西医学, 1988, 10(6): 369.
S377	陈楚丽. 温肺止流丹、穴位药物注射联合西药治疗变应性鼻炎随机平行对照研究 [J]. 实用中医内科杂志, 2013, 27(2): 98-99.
S378	迟立萍. 小青龙汤配合针灸治疗变应性鼻炎 30 例观察 [J]. 实用中医药杂志, 2012, 28(7): 544-545.
S379	邓可斌. 中药内服结合穴位敷贴与脱敏疗法治疗常年性变应性鼻炎的疗效观察 [J]. 中国中西医结合耳鼻咽喉科杂志, 2009, 17(5): 253-255.
S380	丁晓虹. 超激光穴位照射结合药物治疗过敏性鼻炎的临床观察 [J]. 激光杂志, 2012, 33(5): 64-65.
S381	付晓红. 鼻三针配合穴位贴敷治疗变应性鼻炎疗效观察 [J]. 上海针灸杂志, 2009, 28(8): 452-453.
S382	郭迪. 针灸配合中药治疗过敏性鼻炎的疗效观察 [J]. 求医问药(下半月刊), 2012, 10(2): 610-611.
S383	林蓉. 中药超声波足浴结合穴位按摩对变应性鼻炎患者生活质量的影响 [J]. 新中医, 2013, 45(10): 95-97.
S384	刘景. 玉屏风散合针刺治疗变应性鼻炎 80 例临床观察 [J]. 中国中西医结合耳鼻咽喉科杂志, 2011, 19(3): 172-173.
S385	刘铮. 加味小青龙汤配合穴位敷贴治疗变应性鼻炎疗效观察 [J]. 北方药学, 2014, 11(2): 24-25.

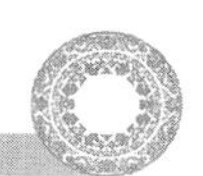

续表

编号	参考文献
S386	罗雁. 麻黄附子细辛汤联合黄芪注射液足三里穴位注射治疗过敏性鼻炎疗效观察 [J]. 新中医，2012，44(11)：100-101.
S387	毛秀文. 益气通窍鼻炎方加针灸治疗变应性鼻炎临床研究 [J]. 河北中医药学报，2012，27(2)：29-30.
S388	石桂珍. 鼻敏灵加俞募配穴法治疗肺热型过敏性鼻炎 [J]. 内蒙古中医药，2011，30(3)：69-70.
S389	宋文娟. 中西医结合综合治疗儿童过敏性鼻炎 36 例 [J]. 光明中医，2013，28(12)：2604-2606.
S390	谭焕仙. 苍辛气雾剂喷鼻联合离子导入治疗变应性鼻炎的疗效观察 [J]. 中国中西医结合耳鼻咽喉科杂志，2013，21(2)：125-126.
S391	田志明. 九味羌活汤加减配合穴位贴药治疗过敏性鼻炎 180 例 [J]. 内蒙古中医药，2010，29(3)：2-3.
S392	王聘益. 加味玉屏风散结合穴位敷贴治疗常年变应性鼻炎 [J]. 中医临床研究，2012，4(5)：67-68.
S393	王全权. 穴位注射结合推拿治疗常年性过敏性鼻炎临床研究 [J]. 中医学报，2012，27(2)：247-248.
S394	王全权. 耳压结合推拿治疗常年性变应性鼻炎 40 例疗效观察 [J]. 河北中医，2012，34(3)：403-404.
S395	魏毅. 针刺配合拔罐治疗过敏性鼻炎的临床观察 [J]. 内蒙古中医药，2011，30(2)：56.
S396	吴文江. 鼻敏汤配合斑蝥粉外贴治疗常年性变应性鼻炎 128 例疗效观察 [J]. 河北中医，2010，32(1)：39-40.
S397	曾云芳. 中西医结合治疗变态反应性鼻炎的临床观察 [J]. 中国医药指南，2012，10(14)：284-285.

附录2　变应性鼻炎专著术语

术语	英文/缩略词	定义	参考
参考数据库书籍			
PubMed	PubMed	文献数据库	http://www.ncbi.nlm.nih.gov/pubmed
荷兰《医学文摘》	Embase	文献数据库	http://www.elsevier.com/solutions/embase
濒危野生动植物种国际贸易公约	CITES	—	https://www.cites.org/eng/disc/text.php
护理与联合卫生文献累计索引	CINAHL	文献数据库	https://www.ebscohost.com/nursing/about
对照试验中心注册库	CENTRAL	提供大量随机对照试验报告的文献数据库	http://community.cochrane.org/editorial-and-publishing-policy-resource/cochrane-central-register-controlled-trials-central
联合补充医学数据库	AMED	联合补充医学数据库	https://www.ebscohost.com/academic/AMED-The-Allied-and-Complementary-Medicine-Database
中国知网	CNKI	中文文献数据库	www.cnki.net
中国生物医学文献数据库	CBM	中国生物医学文献数据库	https://cbmwww.imicams.ac.cn

续表

术语	英文 / 缩略词	定义	参考
万方数据库	Wanfang	中文文献数据库	www. wanfangdata. com
重庆维普信息公司	CQVIP	中文文献数据库	www. cqvip
澳大利亚新西兰试验注册中心	ANZCTR	临床试验注册	http: //www. anzctr. org. au/
欧盟临床试验注册中心	EU-CTR	临床试验注册	https: //www. clinicaltrialsregister. eu
中国临床试验注册中心	ChiCTR	临床试验注册	http: //www. chictr. org. cn
美国临床试验注册	—	临床试验注册数据库	https: //clinicaltrials. gov/
中华医典	ZHYD	《中华医典》(中医百科全书)是一套光盘版大型中医电子丛书,包含了大量的中医古籍,由湖南电子音像出版社发行。它是迄今为止最大的中医电子图书集,包括中国历代主要中医著作,其中不乏罕见抄本和孤本。这些书籍涵盖了民国前的中医主要成就(1911—1948 年)	Hu R,编辑 . 中华医典 [中医电子丛书]. 第 5 版 . 长沙:湖南电子音像出版社,2006.
世界卫生组织	WHO	联合国下属指导和协调国际卫生工作的专门机构。	http: //www. who. int/about/en/
证据推荐分级的评价、制定与评估	GRADE	评价证据质量等级和推荐强度的方法	http: //www. gradeworkinggroup. org/
研究类型			
无对照研究	—	对个体接受干预措施前后的观察,无对照组	http: //handbook. cochrane. org/

续表

术语	英文/缩略词	定义	参考
临床对照试验	CCT	一个实验研究，用非随机的方法将受试者分配到不同干预组	http://handbook.cochrane.org/
随机对照试验	RCT	—	—
干预措施			
中药	CHM	中药	—
中医学	CM	—	—
中西医结合	—	中医和常规治疗方法联合使用	—
穴位按压	—	给穴位施加压力	—
针刺	—	将针刺入人或动物体内，以此为治疗目的或方法	2007年世界卫生组织西太平洋地区中医术语国际标准
电针	—	在刺入体内的针上加电	2007年世界卫生组织西太平洋地区中医术语国际标准
艾灸	—	用点燃的艾绒物熏烤人体的穴位或一定部位，通过调节经络和脏腑功能来治疗疾病的一种方法	2007年世界卫生组织西太平洋地区中医术语国际标准
综合疗法	—	两种或多种不同类别的中医疗法（中药、针刺疗法或其他疗法）一起使用	—
其他中医疗法	—	中药和针灸疗法外的所有中医疗法，如太极、气功、推拿和拔罐等	—
拔罐法	—	将具有负压（通常用火造成负压）的瓶罐置于患处或其他体表部位吸附的治疗方法	2007年世界卫生组织西太平洋地区中医术语国际标准

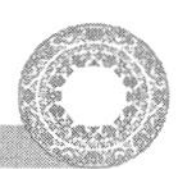

续表

术语	英文 / 缩略词	定义	参考
推拿	—	用手摩擦、揉捏或叩打软组织和关节，一般由一人给另一人操作，最常用于缓解紧张或疼痛	2007 年世界卫生组织西太平洋地区中医术语国际标准
穴位敷贴	—	在一定的穴位上贴敷药物，通过药物和穴位的共同作用以治疗疾病的一种外治法	—
穴位注射	—	将药物注入有关穴位的一种中西结合治疗方法	2007 年世界卫生组织西太平洋地区中医术语国际标准
埋线	—	将羊肠线埋入穴位皮下	—
刺络(放血)疗法	—	用三棱刺表面静脉，然后放出少量血液的治疗方法	2007 年世界卫生组织西太平洋地区中医术语国际标准
耳针	—	在耳部穴位针刺	2007 年世界卫生组织西太平洋地区中医术语国际标准
经皮电刺激		通过导电垫将经皮电流应用到穴位	—
结局指标			
有效率	ER	达到改善的患者比例，在临床证据章节列出	—
鼻部症状评分	TNSS	四个鼻部症状评分的总和	
健康相关生活质量 / 生存质量	HRQoL	医疗中常用的一种评价疾病对病人影响的一种概念或测量工具	莫比医疗护理和综合健康字典
鼻结膜炎生活质量量表	RQLQ	鼻结膜炎生活质量量表是疾病特异性量表，由 Elizabeth F. Juniper 及其同事研制，用来测量疾病对身体和生理的影响	http://qol.thoracic.org/sections/instruments/pt/pages/rqlq.html

续表

术语	英文/缩略词	定义	参考
特异性免疫球蛋白 E	IgE	一种与肥大细胞相关的免疫球蛋白。其超表达与过敏病症有关	http://www.ncbi.nlm.nih.gov/mesh/68007073
统计学术语			
95% 可信区间	95% CI	估计统计分析主要结果的不确定性。对未知数进行估计，例如优势比以点估计值及其可信区间的形式比较试验干预效应与对照干预效应。这意味着如果在其他来自同一总体的样本中研究被重复多次，每次重复都计算一个 95% 可信区间，则 95% 的这些可信区间将包含真实效应。除了 95%，有时为 90% 或 99%。可信区间越窄越精确，反之亦然	http://handbook.cochrane.org/
效应量	—	估计研究治疗效果的通用术语	http://handbook.cochrane.org/
异质性	—	1. 一般意义上，用来描述所研究的受试者、干预措施和结局的变异的多样性或研究间任何种类的变异 2. 特别是描述不同研究所评估的干预效应的多样性。也用于表明研究间的差异仅由随机误差所致	http://handbook.cochrane.org/

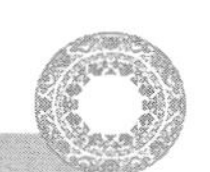

续表

术语	英文 / 缩略词	定义	参考
同质性	—	1. 一般意义上，用来描述所研究的受试者、干预措施和结局的变异的一致性 2. 特别是描述不同研究所评估的干预效应的多样性。也用于表明研究间的差异非随机误差所致	http://handbook.cochrane.org/
I^2	—	一种衡量研究异质性的方法，在 meta 分析中以方差百分比表示	http://handbook.cochrane.org/
均差	MD	Meta 分析中，在每组均数、标准差和样本量已知的情况下，用来合并连续性数据测量结果的一种方法。根据效果估计的精确度决定赋予每个研究均差的权重（例如每一个研究对 meta 分析的总体结果带来多少影响）。在统计软件 Revman 和 Cochrane 系统评价数据库中，权重等于方差的倒数。此方法假定所有临床试验的结果用的是同样的标尺	http://handbook.cochrane.org/
Meta 分析	—	在一个系统评价中，应用统计学方法对所有相关研究进行整合。有时被误用为系统评价的同义词。系统评价通常包括 meta 分析	—

续表

术语	英文/缩略词	定义	参考
偏倚风险	—	因为研究的设计和报告存在偏倚，在评价时，对临床试验结果的评价高于或低于真实值	http://handbook.cochrane.org/
相对危险度	RR	两组之间的相对危险度。在干预性研究中，它是实验组某事件的发生率与对照组某事件的发生率之比。当RR=1时，表示两组之间的发生率相同。当RR＜1时表示干预措施可以减少某事件的发生率	http://handbook.cochrane.org/
标准化均数差	SMD	在meta分析中，用于合并比较同一结局指标、但采用不同记分方法的一种方法。研究结果标准化后用统一的计分方法，可以进行合并比较	http://handbook.cochrane.org/
结果总结	SoF	基于GRADE方法的证据质量和结果的呈现方式	http://www.gradeworkinggroup.org/

中药方剂及中药制剂名索引

B

鼻敏合剂　85
碧云散　27
补中益气汤　23,25,36,38,58,60,67,78,87
补中益气丸　23,25

C

苍耳散　36
苍耳子散　24,57
川椒散　37

D

滴鼻灵　26

F

防风汤　37

J

金匮肾气丸　24,25

K

克敏饮　83

L

利鼻片　26
丽泽通气汤(散)　36
苓桂术甘汤　58,83

Q

千柏鼻炎片　26

S

四君子汤　23
四君子丸　23
参苓白术散　25
参苓白术丸(颗粒)　25

W

温肺止流丹　24,58,61

X

细辛膏　36,38
细辛散　37
小青龙颗粒　24
小青龙汤　57,60,67,70,79,83,85,87,136
芎䓖散　37
辛芩颗粒　24,58,61
辛夷滴鼻液　72
辛夷清肺饮　25
辛夷散　36,38

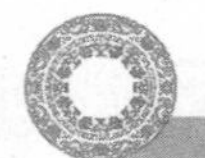

Y

右归丸　24,25

玉屏风颗粒　23

玉屏风散　23,24,57,60,67,70,78,85,87,136